KB124149

당을 끊는
식사법

당을 끊는 식사법

2014년 12월 24일 초판 1쇄 찍음
2022년 10월 25일 초판 12쇄 펴냄

지은이 | 니시와키 슌지
옮긴이 | 박유미
펴낸이 | 최소영
펴낸곳 | 솔트앤씨드

등록일 | 2014년 4월 7일 등록번호 제2014-000115호
전화 | 070-8119-1192
팩스 | 02-374-1191
이메일 | saltnseed@naver.com
커뮤니티 | http://cafe.naver.com/saltnseed

ISBN | 979-11-953729-1-1 (03510)

솔트앤씨드
솔트는 정제된 정보를, 씨드는 곧 다가올 미래를 상징합니다.
솔트앤씨드는 독자와 함께 항상 깨어서 세상을 바라보겠습니다.

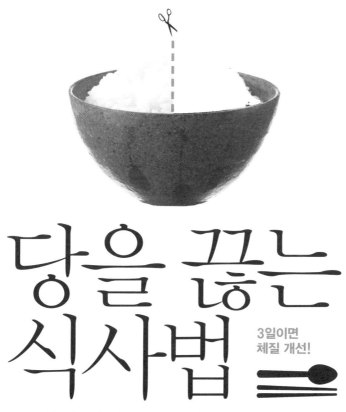

당을 끊는
식사법

**3일이면
체질 개선!**

3개월 만에 17kg 뺀 의사의 체험

니시와키 슌지 지음 | 박유미 옮김

솔트앤드

우리는 너무 많은
탄수화물을 먹고 있다!

먼저 독자 여러분에게 알려드리고 싶은 말이 있습니다. 당糖은 우리 인간을 힘들게 만드는 '해로운 존재'입니다. 탄수화물이나 설탕에 들어 있는 당질은 많은 질병을 일으키기 때문입니다.

예를 들면 체지방이 늘어나 대사증후군이 더욱 심각해지고, 두뇌 작용이 둔화되어 업무나 일상생활에 지장을 줄 뿐만 아니라 공부에 방해가 되기도 합니다. 심지어 짜증을 유발해서 정신 상태가 불안정해지기도 합니다.

더 무서운 사실은 당뇨병과 고혈압, 동맥경화, 암 등 다양한 질병을 일으키고 악화시키는 것이 결국 당이라는 사실입니다. 그런데도 계속해서 당을 다량으로 섭취하면, 질병이 항상 내 가까이에 머물러 있어 건강하게 나이 들어가기란 힘들 것임이 명백해집니다.

그러면 반대로 당을 먹지 않으면 어떻게 될까요?

간단히 말하면 '좋은 일'이 많이 일어납니다. 예를 들면 대사증후군으로 불룩했던 배가 놀라울 정도로 탄탄해지고, 정장을 입으면 멋진 옷맵시가 살아나 스스로도 감탄할 것입니다. 작아서 못 입고 장롱 속 깊이 넣어 두었던 예전의 옷도 꺼내 입을 수 있고, 머리가 맑아지고 집중력이 높아져서 일도 훨씬 효율적으로 처리할 수 있게 됩니다. 이렇듯 젊음이 되살아나는 일이 결코 꿈이 아니랍니다.

놀랍게도 약을 먹지 않아도 당뇨병(제2형)과 고혈압이 99% 완치되고, 거의 불가능하다는 조현병(정신분열증의 새로운 이름) 치료도 당 끊기 3일이면 어렵지 않은 일이 됩니다. 그 외에도 당 끊기로 나타나는 즐거운 효과는 많은데요, 본문에서 자세히 알려드리겠습니다.

예전에 비해 평균 수명이 많이 길어졌지만, 건강한 노년을 즐기기 위해서는 다른 사람의 도움 없이도 일상생활을 건강하게 유지하는 것이 가능해야 합니다. '당 끊기'만 해도 인생에 엄청난 반전이 일어납니다. 직접 경험해 본 저로서는 시도해 보지 않은 사람들을 볼 때 정말 안타깝습니다.

저는 변함없이 건강을 누리고 장수하면서, 일도 활동적으로 하면서 활기차게 살아가고 싶습니다. 또한 좋아하는 일에는 전력을 다해 몰두하면서 나이가 들어도 인생을 마음껏 즐기고 싶습니다. 병에 걸려 고통을 받거나 병상에 누운 채 하루하루를 살아가야 한다면 생각만 해도 정말 끔찍한 일입니다. 일상생활은 엉망이 되고 살아 있어도 살아 있는 것 같지 않을 겁니다. 누구나 같은 생각을 하지 않을까요?

정신과 의사인 제가 서양의학에서 어떤 한계를 느끼기 시작한 것은 오래 전의 일입니다. 그러던 중 대체의학에 흥미를 가지게 되었고, 중국의 한방의학과 예전부터 내려온 고대 인도의 전통의학인 아유르베다 등 건강한 일상생활을 누리기 위한 뛰어난 지혜와 이론, 방법들을 다방면에 걸쳐 배우게 되었습니다.

그런 과정을 거쳐 도달하게 된 것이 비탄수화물 다이어트의 1인자인 수코崇高 클리닉의 아라키 유타카荒木裕 원장에게 배운 '당 끊기'였지요. 이것이야말로 지금의 저에게는 인생을 마음껏 즐기기 위한 가장 좋은 수단이라고 생각합니다.

혹시 진심으로 당신의 인생을 바꾸고 싶다면 부디 도전해 보시기 바랍니다. 당신을 변화시킬 수 있는 것은 다른 누구도 아닌 오직 당신 자신뿐이니까요.

수많은 책들 중 이 한 권의 책을 눈여겨보고 선택한 것을 보면 분명 당신도 상당한 안목을 가진 분일 것이라고 생각합니다. 당 끊기는 분명 당신의 인생에 엄청난 변화를 가져올 것입니다.

변화를 시도하는 당신에게 밝은 미래가 기다릴 것입니다.

니시와키 슌지

목차

살이 쑥쑥 빠지고,
머리는 맑아지고

3개월 만에 17kg이 줄어든 나의 경험담

당 끊기를 하고 나서 가장 먼저 실감하는 효과는 체중 감량이다. 효과가 빠른 사람은 바로 다음 날 몸이 가벼워졌다는 것을 느끼며, 3일 후에는 체중이 줄어들기 시작하는 것을 확실하게 알 수 있다.

당 끊기의 매력은 식사량을 줄이지 않고도 살이 빠진다는 것이다. 당질이 함유된 식재료나 음식만 먹지 않으면 나머지는 배불리 먹어도 상관없다.

예를 들면 소, 돼지, 양, 닭 등의 육류는 물론, 해산물은 거의 아무거나 먹어도 된다. 푸린체가 많이 들어 있는 이크라(연어나 송어의 알을 소금물에 절인 식품)나 성게도 괜찮다. 푸린체 대사 이상으로 발병하는 통풍은 당질을 끊으면 치료가 되므로(2장 참조) 사실상 걱정할 필요가 없다. 그 외에도 콜레스테롤 함유량이 많은 달걀도 괜찮고, 부재료를 첨가하지 않았다면 맥주는 마셔도 된다(맥주에 맛과 향을 더하기 위해 옥수수, 전분, 당분, 캐러멜 등을 넣었다면 피한다).

이렇게 쉬운 다이어트 방법이 또 있을까?

나는 당질을 끊은 지 이제 5년이 되었다. 처음에는 암이나 당뇨병이 우울증과 어떤 관계가 있는지 알아보기 위해 당 끊기에 흥미를 가지게 되었는데, 무엇이든 실제로 해보지 않으면 직성이 안 풀리는 성미인지라 나는 직접 당 끊기를 실천해 보기로 했다.

그 결과 1개월 후에는 체중이 약 5kg이 줄었고, 그 다음 달에도 또 5~6kg이 내려갔다. 3개월이 지나자 무려 17kg이나 빠져버렸다. 벨트 구멍을 한 칸씩 안쪽으로 이동하다가 마지막에는 구멍이 모자라 뚫어야 할 정도로 살이 빠진 것이다.

당 끊기가 어느 정도 수준에 이르면, 그때부터는 웬만해서는 살이 찌지 않는 체질이 된다. 특별한 일이 없는 한 요요현상도 나타나지 않는다.

당질을 끊으면
요요현상 없이 살이 빠진다.

질병에 걸리지 않는
최적의 식사법

'당을 끊는 식사법'이란 말 그대로 '당을 전혀 섭취하지 않는다'
는 뜻이다(앞으로 식재료를 대할 때 당 또는 당질은 탄수화물과 같다고 생각해
도 좋다).

최근 몇 년간 폭발적인 인기를 끌어온 당질糖質 제한 다이어트, 즉
탄수화물 제한 다이어트는 탄수화물의 섭취량을 줄여서 '제한'한다
는 엄격하지 않은 식사법인 반면, '당 끊기'는 당질을 '전혀' 섭취하
지 않는 것을 원칙으로 하는 식사법이다.

다이어트만을 목적으로 한다면 당질 제한 식사법으로도 충분히
효과를 볼 수 있지만, 만일 당뇨병이나 고혈압, 동맥경화 등을 예방
하거나 또는 개선·완치하기를 바란다면 당질을 완전히 끊는 식사

법을 권한다.

앞으로 충분히 설명하겠지만, 상당수의 사람들이 겪고 있는 대사 증후군(만성 대사장애로 인해 고혈압, 복부비만, 고지혈증, 당뇨 등 심혈관 질환의 여러 위험 요인이 동시다발적으로 나타나는 것)도, 현대병이라 불리는 생활 습관병도, 그 원리를 이해하면 치료가 불가능한 것은 아니다.

또한 일부러 병원에 가거나 많은 돈을 들여 쓴 약을 먹을 필요 없이 '당을 끊는 식사법'만으로 병을 고칠 수 있다. 이 책에서 나는 우리 몸에 그토록 해를 끼치는 '당질'에 대해 말하려 한다.

'당' 또는 '당질'이라고 말하는 것은 단순히 초콜릿 같은 달콤한 과자 종류만 말하는 것은 아니다. 한국인이라면 누구나 일상적으로 먹고 있는 밥이나 빵, 우동, 국수, 라면 같은 탄수화물 식품 모두가 당질이고, 쌀이나 밀가루를 원료로 하는 과자는 물론 단맛이 나는 과일이나 뿌리채소 등에도 '당'이 다량 함유되어 있다.

유감스럽게도 편리한 현대를 살아가는 우리에게는 갓 지은 흰쌀밥도, 쌀로 빚은 청주도 모두 '독'이 된다.

우리 몸에 당질이란 도대체 어떤 존재일까? 그 진정한 의미를 알고, 우리 몸에서 당질을 제대로 제거할 수 있다면 이제는 병에 걸리고 싶어도 걸리지 않게 될 것이다.

'당'이야말로 질병 그 자체다.

뇌를 효율적으로 사용하려면 당질부터 제거하라

"점심을 먹고 나면 졸리지 않으세요?"

이렇게 질문하면 대개 "졸음이 오는 거야 당연한 일 아닌가요?" "오후에는 졸려서 일이 제대로 되질 않아요." 라고 대답한다. "식후에 20~30분 낮잠으로 해결하고 있어요."라는 사람도 있다. 낮잠을 장려하는 회사도 있다는 이야기도 들린다.

다시 "식후에 왜 졸음이 올까요?"라고 질문하면, "음식을 소화시키기 위해 위에 혈액이 모이니까 뇌로 가는 혈액량이 줄어서 뇌가 제대로 활동하지 못하기 때문이죠."라며 어디에선가 들었던 설명을 그대로 따라서 대답하는 사람들도 볼 수 있다.

많은 사람들이 식후에 졸음이 오는 것이 당연하다고 생각하지만,

진짜 이유는 따로 있다. 식곤증은 탄수화물을 섭취한 사람에게만 나타나는 증상이다. 당연히 원인은 탄수화물 때문이다.

점심 메뉴로 라면이나 덮밥 같은 탄수화물 함유량이 많은 음식을 먹을 경우, 우리의 감정을 지배하는 뇌 속의 신경전달물질인 도파민의 분비량이 줄어든다. 도파민은 의욕과 활기, 적당한 긴장감 등을 유발하고 머리를 맑게 하는 역할을 한다. 하지만 탄수화물을 섭취하면 혈당치가 급격히 변하면서 도파민의 분비량이 줄어든다. 자연히 의욕이 감퇴되어 졸음이 오고, 나른해져서 집중력도 떨어지게 마련이다.

오전 중에는 업무효율이 높아 '골든 타임'이라고 부르는 시간대도 있는데, 점심 식사로 탄수화물을 섭취하지 않으면 이런 상태를 유지할 수 있다. 골든 타임이 그대로 유지되면 훨씬 효율적으로 일 처리를 하게 되므로, 성과를 올리거나 성적을 향상시킬 수 있다.

명문고교 진학률이 높은 입시학교 중에 이미 이런 당 끊기 효과에 주목하는 중학교가 있다. 밥과 빵, 단맛을 내는 조미료 등을 피하고 당질을 사용하지 않고 식사를 제공한 결과, 오후 수업에서 꾸벅꾸벅 조는 학생은 급격히 줄어들었으며, 집중력도 높아졌다고 한다.

머리가 좋은 사람은
벌써 당 끊기를 시작하지 않았을까.

당을 끊으면 짜증과 스트레스가 사라진다

많은 사람들이 잘못 알고 있는 정보가 있다.

'피곤한 뇌에는 달콤한 음식이 효과가 있다.'

'초콜릿을 먹으면 머리가 맑아진다.'

피곤할 때 초콜릿을 먹으면 어쩐지 머리가 맑아지는 듯한 기분이 들지만, 그것은 어디까지나 일시적인 현상에 불과하다. 초콜릿처럼 달고 맛있는 것을 먹으면 잠시 행복한 기분이 들면서 스트레스가 사라지는 듯한 기분이 들기도 한다. 하지만 몸속에서는 그 초콜릿 '한 조각'이 무서운 불씨가 된다.

피곤하다고 해서 무턱대고 단것을 먹어 버리면 혈당치는 단숨에 올라간다. 올라간 혈당이 몸속에 남지 않고 완전히 처리되려면 인슐린이 대량 분비돼야 하고, 이때 교감신경이 인슐린의 자극을 받아 긴장 상태가 된다.

그런데 당질에는 중독성이 있기 때문에 시간이 지나면 또 달콤한 것이 생각난다. 단것을 못 먹으면 짜증이 나고 침착함을 잃게 되거나 사소한 일에 예민해지는 등 스스로도 어쩔 수 없는 상태에 빠지기 쉽다. 그러다가 참지 못하고 또 단것을 먹어 버리면 그 순간에는 기분이 진정되지만, 또다시 짜증이 나고 단것이 너무 먹고 싶어진다. 그렇게 악순환이 반복되는 것이다.

이런 변덕스러운 감정이야말로 공황장애와 ADHD(주의력결핍·과잉행동장애), 조현병(정신분열증), 우울증을 일으키는 요인이 된다. 스트레스를 해소하기 위해 먹은 초콜릿 한 조각이 몸과 마음에 오히려 스트레스를 가중시키는 결과가 된다.

피곤하면 '초콜릿'이 생각나는
달콤한 함정에서 벗어나라.

당 끊기가
젊음의 비결이자
치매 예방책

잘 알려져 있지는 않지만, 당질은 노화를 촉진시키는 작용을 한다. 좀 더 자세히 말하면 포도당과 단백질을 120℃ 이상의 고온에서 가열하면 최종당화산물(AGEs: Advanced Glycation Endproducts)이라는 노화물질이 생성된다. 이것은 세포를 손상시켜 기능을 저하시키는 물질이다.

4장에서 상세히 설명하겠지만, 최종당화산물인 AGEs가 몸속에 축적되면 우리 몸의 모든 부위에 여러 가지 노화 현상이 나타난다.

예를 들어 겉모습을 보자. 인간은 나이를 가늠할 때 '피부'를 하나의 기준으로 삼는다. 아무리 나이를 먹었어도 피부가 깨끗한 사람은 젊어 보인다. 반대로 주름이 많거나 피부가 처져 있으면 나이가 들어 보이게 마련이다.

AGEs는 '피부'의 건강 상태를 위협하고 피부를 노화시키는 역할을 한다. 피부의 탄력을 좌우하는 콜라겐을 AGEs가 파괴하기 때문이다. 콜라겐이 부족하면 피부에는 자연스럽게 주름과 기미가 생기고, 피부가 처지는 현상이 나타난다. 마찬가지로 뼈와 관절도 쉽게 손상을 입기 때문에 나이가 들면서 허리 통증과 무릎 통증이 나타날 확률이 아주 높아진다.

더욱이 요즘 AGEs는 뇌에도 악영향을 끼친다는 사실이 밝혀졌다. '최종당화산물이 알츠하이머병의 원인 중 하나'라는 연구 보고도 나왔을 정도다.

고령화 사회에 접어든 현대에는 죽기 전까지 스스로 몸을 움직이고 생활할 수 있도록 몸과 마음을 건강한 상태로 유지하는 것이 정말 중요하다. 안티에이징 측면으로 봐도 당 끊기는 아주 효과적인 수단이다.

당 끊기는
고령화 사회를 살아가기 위한
지혜로운 방법이다.

식사는
건강을 누리면서
장수하기 위한 것이다

　우리 인간이 식사를 하는 이유가 뭘까? 당연히 '살기 위해서'다. 정확하게 말하면 '건강하게 장수하기 위해서'다. 하지만 많은 사람들이 의외로 음식에 대해 무관심한 것 같다는 생각이 든다.

　사람들은 왜 고기를 먹고, 왜 채소를 먹는 걸까. '낫토가 몸에 좋다'라는 말을 들으면 슈퍼마켓을 돌아다니며 낫토를 사고, '요구르트가 건강의 비결'이라는 말을 듣기라도 하면 요구르트가 보약이라도 되는 것처럼 쌓아두고 먹고, 그것도 모자라 가정에서 직접 만들어 먹는다고 야단이 난다.

　항상 성능 좋은 안테나를 세워놓고 건강에 관한 온갖 정보를 흡수하는 것은 물론 중요한 일이다. 세상은 하루가 다르게 진화하기 때문에 떠돌아다니는 새로운 뉴스와 화제들을 파악할 수 있는 것도 고마운 일이다.

문제는 정보를 받아들이는 사람이 그것들이 사실인지, 나에게 정말 필요한 것인지 자신의 머리로 생각하고 있는가 하는 점이다. 정보에 휘둘리지 말고 스스로 생각하는 습관을 들이는 것이 건강하게 장수하기 위한 진정한 비결이다.

'당을 끊는 식사법'도 또 하나의 정보다. 자신의 건강을 위해서, 지켜야 할 가족을 위해서, 그리고 풍요롭고 즐거운 인생을 위해서 이제 당신 스스로 판단해야 한다. 행동에 옮길 것인가 말 것인가는 당신에게 달려 있다.

"자신에게 일어나는 일은 거의 모든 것이 자신에게 달려 있다. 자신의 미래는 자신의 선택과 결단에 따라 대부분 결정된다. 하루하루 무엇을 하고 무엇을 못했는지에 따라 결정된다."

브라이언 트레이시Brian Tracy의 말이다.

오늘의 내 선택과 결단이
내일의 건강을 결정한다.

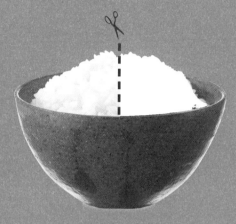

제1장

현대인에게
탄수화물은 '독'이다

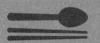

균형 잡힌
식사가
몸을 망친다

평소 여러분의 식생활을 생각해 보자. 혹시 이런 식단이 아닐까.

아침: 빵, 샐러드, 채소주스
점심: 생선조림 정식(달콤하고 짭짤한 금눈돔 조림, 시금치나물, 된장국, 밥)
저녁: 스키야키(쇠고기 전골), 밥, 레드와인, 식후 디저트(과일)

언뜻 보기에 균형 잡힌 식사라고 생각할지도 모르겠다. 하지만 이
런 식사를 계속하면 몸에 여러 가지 위험이 소리도 없이 다가온다.
많은 사람들이 '이런 식사가 뭐가 문제가 되는 거지?'라고 의아하게

생각할 것이다.

정크 푸드나 가공식품, 패스트 푸드로만 끼니를 때우는 사람에 비하면, 그리고 술 마신 후 마무리로 꼭 라면을 먹어야 하는 사람에 비하면(직장인들 중에 이런 사람 많다) 훨씬 건강한 식사라고 할 수 있다. 그러면 무슨 문제가 있다는 말일까?

바로 '당'을 심각할 정도로 과다 섭취하고 있다는 사실이다.

앞에 소개한 식단에서 당질이 그다지 들어 있지 않은 것만 남겨놓으면 어떻게 될까?

아침: 없음

점심: 시금치나물

저녁: 없음

이렇게 하나만 남는다. 그 외 다른 요리에는 당질이 듬뿍 들어 있다. 과연 이것이 '균형이 잘 잡힌 식단'이라고 할 수 있을까.

혹시 '당을 끊는 식사법'이 단순히 달콤한 것만 먹지 말라는 뜻이라고 생각했다면 오해다. 초콜릿이나 케이크, 도넛처럼 설탕이나 벌꿀이 들어간 달콤한 것만 끊으면 된다면 이렇게 요란을 떨 필요는 없다. '당'은 우리가 일상적으로 먹고 있는 밥과 빵, 면류, 과일, 채소에도 들어 있다. 바로 이것이 방심할 수 없는 점이다.

우리가 일상에서
먹고 있는 탄수화물은
편향된 습관으로 인해
굳어진 것이다.

3대 영양소에
현혹되지 마라

도대체 '당질'이란 무엇일까?

프랑스의 미식가였던 장 앙텔므 브리야 사바랭은 이런 말을 했다.

"당신이 무엇을 먹는지 말해 달라. 그러면 당신이 어떤 사람인지 말해 주겠다."

어떤 음식을 먹느냐에 따라 그 사람을 알 수 있다는 뜻인데, 적어도 우리 몸은 우리가 어떤 음식을 먹는지에 따라 만들어진다는 것은 틀림없는 사실이다.

음식물에 함유된 영양소는 인체의 각 성분을 만들고, 과하거나 부족함이 없도록 체내 조정調整을 하면서 건강을 유지시켜 준다. 뇌와 신체의 활동도 영양소가 있어야 비로소 가능하다.

현대의 영양학에서는 인간이 살아가기 위해서 가장 필요하다고 평가하는 세 가지 영양소를 '3대 영양소'라고 부른다. 3대 영양소란 단백질, 지질, 당질(탄수화물)을 말하며 그중에서도 탄수화물 섭취를 권장하고 있다.

일본 후생노동성의 '일본인 식사 섭취 기준'(2010년판)에 따르면, 이 3가지 영양소 중 단백질은 15~20%, 지질은 20~25%, 탄수화물은 50~60%의 비율로 섭취하는 것이 이상적이라고 말한다. 즉 '보다 중요한 것은 단백질과 지질이 아니라 '탄수화물'이고, 탄수화물은 단백질과 지질의 약 3배를 섭취해야 한다는 뜻이다.

정말로 탄수화물이 그 정도로 중요할까? 확실히 말하건대 '아니다'.

각 영양소가 우리 몸속에서 어떤 역할을 하는지 알아보면 그 이유가 분명해진다.

먼저 '단백질'부터 살펴보자.

단백질은 신체 구성에 필수적인 영양소다. 몸속에서 아미노산으로 분해되어 근육과 뼈, 장기, 혈액, 피부, 모발, 손톱 등 신체의 모든 부위를 만드는 주요 성분이다. 인간의 세포는 평생 동안 사멸과 재생을 반복하므로 만약 단백질이 부족하면 신진대사가 저하되고, 기력과 건강을 유지하기 위한 몸의 기능도 저하된다. 또한 단백질은 모든 호르몬을 만드는 재료가 되고, 대사와 소화를 돕는 효소의 원료가 되기도 하므로 평소에 부족하지 않게 충분히 섭취해 두어야 할 영양소다.

　다음으로 살펴볼 '지질'은 사실은 건강을 유지하기 위한 중요한 열쇠를 쥐고 있다.

　우리 몸에는 약 60조 개의 세포가 있고 각각의 세포는 세포막에 의해 보호되고 있는데, 이 세포막의 주 성분이 지질이다. 지질은 호르몬과 적혈구 속 헤모글로빈의 성분이며, 혈관을 부드럽게 만들어 주므로 동맥경화를 예방하는 역할도 한다.

　일반적으로 '지질은 살찌게 하니까 많이 섭취하지 않는 것이 좋다.'고 알려져 있다. 하지만 이렇게 다양하고 중요한 역할을 하는 지질을 멀리 하면 스스로 건강을 해치는 셈이 된다.

　이와 같이 단백질과 지질이 우리 몸에서 중요한 역할을 한다는 사실을 알았다. 그러면 이번에는 '탄수화물'의 기능을 살펴보자.

　탄수화물은 몸속으로 들어가면 간에서 포도당으로 변해서 에너지원이 된다. 탄수화물의 역할은 단지 그뿐이다. 단백질처럼 근육과 뼈의 성분이 되지도 않고, 지질처럼 호르몬 균형을 조절해 주는 능력도 없다. 탄수화물은 단지 연료일 뿐이다. 에너지로 이용하는 것 이외에 달리 이용가치가 없는 것이 탄수화물이다.

　물론 생명을 유지하거나 신체활동을 하는 데 에너지는 필수 요소이기 때문에, 에너지원이 되는 것만으로도 탄수화물은 충분히 역할을 하고 있지 않느냐고 반론을 제기할지도 모르겠다.

단거리 주자처럼 순발력과 즉각적인 효과가 필요한 스포츠 선수라면 재빨리 에너지로 변하는 탄수화물이 효과적이라고 할 수 있다. 하지만, 그들을 제외하고 일상생활을 하는 사람들에게 탄수화물은 거의 필요하지 않다. 오히려 넘치게 먹어서 건강을 해치는 인생의 '걸림돌'이 될 뿐이다.

상세한 것은 뒤에 설명하겠지만 현대를 살아가는 인간의 몸은 과거와 달리 탄수화물을 먹지 않아도 에너지가 부족하게 될 일은 없다. 달리 말하면 탄수화물은 섭취하는 만큼 손해일 뿐이다. 무용지물이라고 해도 과언이 아니다.

탄수화물은
연료로 이용되는 것 외에는
가치가 없다.

당이
'뇌의 유일한 에너지원'이라는
오해

여기까지 읽고 나면, 여러분의 머릿속에는 다시 이런 의심이 들지도 모른다.

'탄수화물은 뇌의 유일한 에너지원이니까 꼭 필요할 텐데.'

'탄수화물을 끊으면 위험하지 않을까?'

이런 오해를 풀기 위해 우선 분명히 알아야 할 것은, 뇌의 에너지원이 되는 것은 식품에 들어 있는 당질이 아니라 당질을 분해해서 생기는 '포도당'이라는 사실이다.

당질은 간에서 포도당으로 변해야 비로소 에너지로 이용된다. 당질이 그대로 에너지가 되는 것은 아니다. 그리고 더 중요한 것은 뇌가 필요로 하는 포도당은 우리 몸속에서 충분히 만들 수 있다는 사실이다.

다시 말하면, 인간은 살아가기 위해서 필요한 포도당을 몸속에서 만들 수 있다. 간과 근육에 저장해 놓은 다당류의 일종인 글리코겐, 단백질을 구성하는 아미노산, 그리고 지방산 등을 원료로 해서 포도당을 만들어낼 수 있다. 그러므로 당질을 굳이 섭취하지 않아도 건강상 아무런 문제가 없는 것이다.

몸속에서 만들 수 없기 때문에 음식으로 섭취해야 하는 것으로는, 단백질과 지질의 구성 성분인 '필수아미노산'과 '필수지방산'이 있다. 그런데 '필수탄수화물'이나 '필수당질'이라는 말은 들어본 적이 없지 않은가?

3대 영양소 중 하나라고는 해도 탄수화물이 중요하지 않다는 것은 현대의 영양학에서도 암암리에 알려진 사실이다. 우리가 생각해야 할 것은 탄수화물이 부족하다는 쓸데없는 걱정이 아니라, 오히려 탄수화물을 지나치게 섭취하고 있다는 제대로 알려져 있지 않은 진실이다.

포도당은
몸속에서 만들 수 있기 때문에
당질을 굳이
섭취할 필요는 없다.

대사증후군의
진짜 범인은
남아도는 포도당

운동선수나 육체노동자처럼 에너지 소비량이 상당히 높은 경우라면 몰라도, 일상적인 생활을 하는 사람이 하루 세끼 '균형 잡힌 식사'를 통해 섭취한 포도당은 다 쓰지 못하는 것이 현실이다.

그러면 에너지로 다 쓰지 못하고 남은 포도당은 어떻게 될까? 무서운 얘기지만, 남은 포도당은 전부 간에서 중성지방으로 변한 후 결국 피하 지방, 내장 지방, 근육 내 지방 중 하나가 되어 몸속에 축적된다.

일반적으로 '지질이야말로 중성지방의 근본 원인'이라고 오해하기 쉽지만, 앞에서 말했듯이 지질은 건강 유지에 필수적인 존재이며 중성지방으로는 되지 않는다. 중성지방의 근원이 되는 것은 다 쓰지 못하고 남은 포도당이다. 당질이야말로 비만을 초래하는 최대의 원흉인 것이다.

더욱이 인간의 몸은 지방을 무제한 비축할 수 있으므로, 사용할 에너지보다 많은 당질을 섭취하면 결국 체지방이 늘어나 몸에 군살이 붙어 포동포동해질 수밖에 없다. 이렇게 체중이 계속 늘어나면 결국 대사증후군으로 발전하게 된다.

하지만 상황을 역으로 생각해 보자. 당질을 끊으면 쉽게 살을 뺄 수가 있다. 당질 제한 다이어트가 인기를 끄는 이유는 만족할 만한 결과를 비교적 간단하게 얻을 수 있기 때문이다.

하지만 일본인들은 주로 밥이나 빵, 면류 등의 탄수화물로 배를 채우는 식생활을 해왔기 때문에 이런 사실을 받아들이기가 어려울 것이다(한국인도 마찬가지다). 더욱이 일식은 세계 무형문화유산이 되었고, 예전부터 내려오는 조식(粗食, 검소한 식사)이 몸에 좋다고 인식하고 있는 일본인에게 당 끊기는 절대 만만치 않은 일이다.

그렇지만 당질이 우리 몸에 미치는 악영향은 피할 수 없는 사실이다. 이제부터 당질이 어떤 영향을 미치는지 더욱 놀랄 만한 사실을 소개한다.

쓰고 남은 포도당은
결국 체지방이 된다.

축적된 체지방이
불러온 비극,
당뇨병·고혈압·동맥경화·암

당을 과다 섭취하면 체지방이 증가하여 대사증후군이 나타나고, 결국에는 피할 수 없는 결과가 나타난다. 우선 가장 먼저 나타나는 것이 당뇨병이다.

당질의 과다 섭취로 체지방이 증가하면 인슐린이라는 호르몬의 기능이 저하된다. 인슐린이란 혈당치를 통제할 수 있는 유일한 존재다. 당질을 과다 섭취하면 인슐린 효과가 차츰 떨어져서 혈당치를 내릴 수 없게 된다. 간단히 말하면 이것이 당뇨병의 메커니즘이다.

인슐린의 효과가 떨어지면, 몸은 혈당치를 정상으로 유지하려고 애쓰기 때문에 더 많은 인슐린을 분비한다. 이런 상태를 고인슐린혈증이라고 하며, 더 많은 질병을 일으키는 요인이 된다.

신장에는 우리 몸에 더 이상 필요 없는 염분과 요산을 체외로 방출시키는 배설 기능이 있다. 그런데 고인슐린혈증은 이것을 방해해서 고혈압과 통풍을 일으킨다. 일반적으로 당뇨병은 콜레스테롤, 고혈압은 염분의 과잉 섭취가 원인이라고 알려져 있지만 '당을 끊는 식사법'의 관점에서 보면 모두 당질이 일으킨 질병이다.

당질로 인한 비극은 여기서 끝나지 않는다. 혈당치가 급격하게 오르면 혈액 속의 세균이 단숨에 증가하여 혈관 내벽에 상처를 입히고, 그 자리에 콜레스테롤이 침착하면서 동맥경화가 발생한다. 그러면 뇌경색이나 심근경색으로 쉽게 발전한다.

일본인 사망률 제1위를 독점하는 암 또한 당질이 주요 요인이라고 할 수 있다. 암 세포의 주요 에너지원이 포도당이기 때문이다. 몸속에 포도당이 가득 차 있으면 암세포는 좋아라 하며 증식할 것이다.

그 외에도 아토피성 피부염과 화분증花粉症, 류머티즘 등의 면역성 질환이나 갱년기장애 증상도 당 끊기를 하면 예방·개선·치료할 수 있다.

당질을 끊으면,
끔찍한 질병들을
미리 예방할 수 있다.

정신과 의사가 말하는
놀라운 진실,
당은 마음의 병도 일으킨다

당질은 몸에만 나쁜 영향을 끼치는 것이 아니다. 우울증과 조현병, 공황장애 등 우리의 마음(정신)에도 여러 가지 영향을 준다.

왜냐하면 당이 감정을 지배하는 뇌 속의 신경전달물질과 호르몬에 영향을 미치고, 자율신경에도 깊이 관여하기 때문이다. 예를 들어 당질을 섭취하면 의욕을 샘솟게 하는 뇌 속의 신경전달물질인 도파민이 적게 분비된다. 그 결과 의욕저하와 무기력증이 초래되어 극단적인 경우에는 우울증으로 발전한다.

정신과 의사인 내가 당 끊기에 관심을 가지게 된 계기는, 효고兵庫현 가코가와加古川에서 '수코崇高 클리닉'을 운영하는 아라키 유타카 원장에게 깊은 감명을 받았기 때문이다. 아라키 원장은 일본에서 '비

탄수화물noncarbohydrate 다이어트'의 제1인자로 알려져 있다. 그는 교토대학 의학부 대학원을 졸업하고 하버드 대학에서 탄수화물 대사를 연구한 후, 약 30년 전부터 탄수화물과 여러 가지 질병의 관계성을 주장해 오고 있다.

아라키 원장은 '당뇨병 환자에게는 우울증이 많이 나타난다.'라는 관점에서 당 끊기 연구를 해왔다. 그리고 나도 이런 점에 흥미를 느끼면서 차츰 당 끊기에 빠진 것이다.

당질이 정신적으로 이상 상태를 일으키면 인격까지도 바뀐다는 사실이 독자 여러분들은 믿기 어려울지도 모르겠다. 현실로 받아들이기에는 상당히 어려울 것이다. 그러나 당이 마음의 문제를 일으킨다는 것은 틀림없는 사실이다.

실제로 아라키 원장은 당 끊기를 시도하여 수많은 정신질환 환자를 치료·개선시키고 있으며, 나 또한 조현병과 공황장애 등을 앓고 있는 수많은 환자에게 약 복용 대신에 당 끊기를 권해서 증상이 개선·소멸된 환자가 여러 명 있었다.

인격과 감정은
음식물로도 쉽게 변할 수 있다.

당질은
중독성이 있는
'마약'과 같다

지금까지 많은 사람들이 당이 해롭다는 말을 들으면서 그 순간에는 '끊어 볼까?' '이제 끊어야지'라고 생각했을 것이다. 하지만 그런 생각은 잠시일 뿐 또다시 '정말 끊을 수 있을까?' '별로 끊고 싶지 않은데'라고 생각이 바뀌는 경우도 정말 많다.

당질이 달콤하고 맛있다는 것은 분명하다. 탄수화물이 가득한 밥을 씹으면 단맛이 우러나와 맛있으니까, 조금만 먹으려고 하다가도 마음이 약해져서 밥 한 공기를 싹 비우게 되는 것도 이해한다. 오래된 식습관을 웬만해서는 바꾸기가 힘들다는 것도 잘 알고 있다.

도대체 이처럼 당 끊기가 힘든 근본적인 이유가 뭘까?

바로 '중독성' 때문이다.

앞 페이지에서 '당이 뇌 속의 신경전달물질에 영향을 미친다.'고 설명했는데, 탄수화물을 섭취하면 뇌 속에서 엔도르핀이라는 쾌락물질이 분비된다. 엔도르핀은 '내부에서 생기는endogenous'와 '모르핀morphine'의 합성어다. 암 환자에게 진통제로 사용되는 모르핀과 같은 기능을 하는 마약성 물질이다.

탄수화물을 섭취하면 엔도르핀이 분비되어 행복한 기분을 느끼게 된다. 이렇듯 만족감과 쾌감을 얻으니까 '탄수화물＝맛있다'라는 생각에 중독돼 버린다.

포테이토칩을 먹기 시작하면 한 봉지 다 먹을 때까지 멈출 수가 없었던 경험이 적지 않을 것이다. 술집에서 잔뜩 배가 부르게 마셨는데도 마무리로 꼭 라면을 먹어야 한다거나, 식후에 디저트 먹을 배는 따로 있다며 달달한 것을 먹지 않으면 허전해서 못 견디는 사람도 있을 것이다. 이런 증상들은 분명 당의 중독성 때문에 나타나는 현상이다.

그래서 당 끊기는 어렵다. 하지만 정말 끊기만 한다면, 당질 섭취로 느껴지는 '가짜 쾌감'과는 비교도 안 될 정도로 많은 행복한 일들이 당신을 기다리고 있다.

당질을 끊으면
'순간'이 아닌
진정한 행복이 기다리고 있다.

옛 어른들이
'밥과 된장국'을 먹고도
건강했던 이유

'예전에는 주식인 밥을 하루 세 번씩 식사 때마다 먹어도 건강하게 생활할 수 있었잖아?'라고 의문을 가지는 사람도 있을 것이다. 예전부터 일본식은 밥과 된장국 위주의 식단이었다. 탄수화물을 많이 섭취했지만 생활습관병에 걸린 사람은 지금보다 단연코 적었다.

그 이유는 단 한 가지, 섭취한 탄수화물을 모두 소모할 만큼 몸을 움직였기 때문이다. 예전에는 어떤 생활을 했을까. 50세가 넘은 사람들이 이렇게 말하는 것을 들은 적이 있을 것이다.

"학생 시절에는 무거운 가방을 들고 학교까지 먼 길을 30분이나 걸어서 다녔지."

"우물물을 길어서 식사를 준비하고, 아궁이에 불을 피워 밥을 지었단다."

게다가 당시에는 에어컨 같은 냉난방 시설이 없던 시절이었다. 인간은 기온의 변화에 순응할 수 있는 동물이기에, 더우면 땀을 흘리고 추우면 땀샘을 수축하거나 근육을 미세하게 떨면서 체온을 올리는 등 몸 기능을 최대한 활용하여 체온을 조절해 왔다. 당시의 생활 방식과 기온 변화에 적응하기 위해서는 많은 에너지가 필요했기 때문에 밥을 많이 먹어도 별 문제가 없었다. 오히려 많이 먹지 않으면 생존을 위한 에너지를 만들 수 없었다.

그에 비하면 현대는 어떤가.

현대에는 놀라울 정도로 생활이 편리해졌다. 버스와 전철 등의 교통수단이 보급되고 가스와 상수도 같은 생활 기반 인프라도 발달했다. 가전제품과 자동차도 나날이 발전하고 있다.

덕분에 통학할 때는 자동차와 버스, 전철을 이용하고, 수도꼭지를 틀면 물이 콸콸 쏟아지는 것이 당연한 일이 되었다. 에어컨이 완비돼 있어 체온을 조절할 필요도 없고, 스위치 하나만 켜면 마음대로 불을 사용해서 요리를 할 수도 있다.

이런 편리한 생활을 하면서도 우리는 예전 사람들과 같은 생활 방식으로 주식인 밥을 계속 먹는다. 그런데도 칼로리는 제대로 소모하지 않고 있기 때문에 섭취한 음식의 대부분을 체지방으로 축적하게 된 것이다. 그 결과로 나타난 것이 생활습관병의 증가다.

이전에는 암, 뇌경색, 고혈압, 고지혈증, 고요산혈증, 당뇨병이 주로 60세 이상의 노년기에 나타났다. 장년기 이후에 나타나는 질병이라고 해서 성인병이라고 불렀던 것이 최근에는 청소년기에도 나타나게 되어 일본에서는 1996년부터 생활습관병으로 바꿔 부르고 있다(한국에서도 2003년 5월부터 성인병을 '생활습관병'이라고 부르고 있다 _ 옮긴이).

어떤 사람은 생활습관병의 요인을 '식생활의 서구화' 탓으로 돌린다. 모든 악의 근원은 육류 때문이라는 것이다. 하지만 육류에는 우리 건강에 꼭 필요한 필수아미노산이라는 성분이 풍부하게 들어있다. 육류를 섭취하지 않는 것은 한없이 어리석은 생각일 뿐이다.

생활습관병의 근본 원인은 어디까지나 비만이다. 비만의 주범은 체지방이며, 그 원흉은 콜레스테롤이 높은 육류가 아니라 바로 밥과 빵, 면류와 같은 탄수화물 식품에 들어 있는 당질이다.

시대가 진화함에 맞춰
식단에도 혁신이 필요하다.

인간은 원래
육식 동물이다

애초에 인간은 곡물과 채소 따위를 먹는 잡식성이 아니라 육식 동물이다. 이것은 인류가 탄생한 이래 현대에 이르기까지 유구한 역사와 다양한 문화, 그리고 신체 소화기관의 구조로 미루어 봐도 분명한 사실이다.

인류는 아프리카를 기원으로 해서 300만~400만 년 전에 탄생했다. 수렵과 채취로 음식물을 얻었던 인류는 식량을 확보하기 위해 전 세계로 이동하게 되었다. 일본인이 일본 열도에 정착한 것은 약 1만 년 전의 일이다. 물론 일본인도 당시에는 동물 사냥을 하고 생선과 조개류를 채취하여 식량으로 삼아 생존해 왔다. 시대가 변하여 식물성 식량이 주류가 된 것은 약 2천 년 전인 야요이(弥生, 기원전 3세기~3

세기 중반) 시대였다. 그 무렵에 벼농사가 시작되었다.

400만 년이나 되는 인류의 긴 역사로 보면, 2천 년은 아주 짧은 시간에 불과하다. 육류를 먹으면서 진화해 온 인간이 식물성 식재료를 받아들이기에는 아직 익숙하지 않다.

인간이 육식동물이라는 사실은 소화기관의 구조를 살펴봐도 알 수 있다. 소나 사슴과 같은 초식동물은 소화기관인 위와 장의 구조가 아주 복잡하다. 초식동물이 먹은 풀은 소화관에 서식하고 있는 다양한 박테리아에 의해 분해되어 생존에 필요한 아미노산과 비타민을 몸속에서 만들어낸다.

유감스럽게도 인간의 소화기관은 그런 능력을 갖추지 못했다. 인간은 아미노산과 비타민도 음식물로 섭취할 수밖에 없기 때문에 그런 영양소를 지닌 초식동물을 잡아 음식물로 섭취함으로써 건강을 유지해 온 것이다.

인간이 당질을 섭취하지 않아도 살아갈 수 있다는 사실은 캐나다와 미국 등의 빙설지대에 살았던 이누이트 족이 증명해 준다. 이누이트는 주로 바다표범 등의 해수류海獸流와 해산물을 잡아, 신선한 상태에서 생육으로 먹거나 보존하기 쉽게 건육으로 만들어 먹으면서 생존해 왔다고 한다.

쌀을 비롯한 곡식은 물론 채소와 과일도 재배할 수 없는 극한 지대였기 때문에 그들은 당질과는 완전히 차단된 환경에서 생활을 했다. 하지만 현대인처럼 생활습관병은 물론 충치도 생기지 않았다고 한다.

그러나 시대가 변하면서 최근에는 수렵 생활을 그만두고 도시에 정착하는 이누이트가 늘었다. 식생활도 많이 변해서 빵과 쿠키로 식사를 하게 되었다. 그러자 그 후로는 충치는 물론 심근경색과 암 등의 질병 발생률이 높아졌다고 한다. 이누이트의 예를 보더라도 당질은 틀림없이 인간의 몸에 맞지 않는 영양소라는 사실을 충분히 짐작할 수 있다.

인간은 당을 섭취하지 않아야
건강하게 살아갈 수 있다.

텔레비전을 켜 둔 채로 있지 않기

제목을 보고 당 끊기와 무슨 관계가 있는지 의문이 들었을 것이다. 보지 않아도 텔레비전을 켜 둔 채로 생활하거나 끊임없이 인터넷을 들여다보고 있으면, 불필요한 정보를 무의식적으로 받아들이게 되어 마음에 부정적인 영향을 많이 받는다.

문제는 이렇게 받아들인 정보를 자신이 제대로 소화할 수 없다는 사실이다. 우리 인간은 '정보의 소화력'이라는 능력이 있다. 이것은 어떤 의미로는 음식물을 소화하는 능력과 같다. 음식물을 제대로 소화·흡수해서 활력소와 노폐물로 분리할 수 있다면 좋겠지만, 그 어느 것도 되지 못한 미소화물질이 몸의 온갖 부분을 막아서 질병의 원인이 되는 것이다.

정보를 소화하는 능력도 마찬가지다. 잘못된 정보를 너무 많이 담으면 다 처리하지 못하고 '소화되지 못한 정보'로서 마음에 남아 몸과 마음에 여러 가지 악영향을 준다. 결국엔 당 끊기를 계속하려는 의지를 약화시켜서 좌절하게 만들어 버리는 것이다.

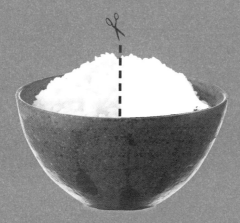

제2장

인류를 고질병에서
해방시켜라

고혈압 · 당뇨병 · 암 · 통풍 · 비만……

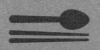

사람은
140세까지
건강하게 살 수 있다?

누구나 건강하게 오래 살기를 바란다. 하지만 그런 소망과는 정반대로 많은 사람들이 다양한 질병에 시달린다.

예를 들면 일본의 경우 당뇨병은 매년 30만 명씩 증가해서, 예비군을 포함하면 2012년 기준 2,050만 명(2012년 일본 인구는 약 1억 2,700만 명)이나 된다고 한다. 통풍(고요산혈증)은 500만 명, 고혈압 환자는 치료를 받지 않는 사람까지 포함하면 약 4천만 명(2006년 기준)에 이를 것으로 추정된다.

병에 걸리면 대개는 병원에 가서 처방받은 약을 계속해서 먹는다. 사람에 따라서는 부작용으로 고통 받으면서, 때로는 맛없는 식사를 참고 먹어가며 삶에 대한 불안에 시달릴 것이다.

〔도표 1〕 당과 질병

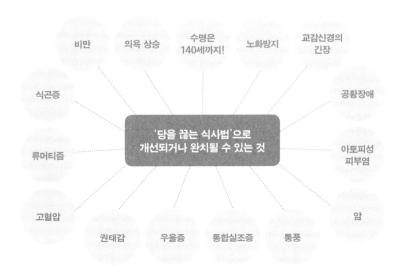

비만　의욕 상승　수명은 140세까지!　노화방지　교감신경의 긴장

식곤증

공황장애

'당을 끊는 식사법'으로
개선되거나 완치될 수 있는 것

류머티즘

아토피성 피부염

고혈압

암

권태감　우울증　통합실조증　통풍

　하지만 '당을 끊는 식사법'을 시작하면 이런 불안은 단번에 사라진다. 나는 인간이 140세까지 건강하게 살 수 있다고 생각한다. 누군가는 '무모한 생각'이라고 비웃을지도 모르지만, 당 끊기를 하면 수명을 단축시키는 대부분의 질병에서 해방되기 때문에 불가능한 일이 아니다.

　더욱이 비만을 걱정할 필요도 없고 젊음을 유지할 수도 있다. 또 정신적인 질병에 굴복하지 않고 강한 의지를 가지고 살아갈 수 있다. 사고나 재해로 인해 부상을 입거나 전염병에 걸리지 않는 한, 인간은 오래 살 수 있을 것이라고 생각한다.

고혈압, 당뇨병, 비만 등의
질병이 개선되어
140세까지 살 수 있다.

의사가
당 끊기에
빠진 까닭

나의 부모는 두 분 모두 암으로 돌아가셨다.

처음에는 아버지가 폐암으로 입원하셨다. 항암제를 사용하면서 증상을 개선시키려고 했지만, 암이 급속히 진행되면서 입원한 지 2주일 만에 돌아가셨다.

1개월이 지나자 이번에는 어머니가 대장암 판정을 받으셨다. 대장을 잘라내고 인공 항문을 만들었지만 결국 뼈와 폐까지 암이 전이되고 말았다. 이때는 항암제 치료를 하지 않고, 약사로서 한방漢方쪽에 자신 있던 형의 처방에 따라 한약으로 치료를 시도했다(일본의 경우 약사가 한약과 양약 모두 처방할 수 있다 _ 옮긴이). 증상의 호전과 악화를 반복하면서도 5년간 살아계시다가 마지막에는 폐렴을 앓다가 돌아가셨다.

그 무렵부터 나는 '의료란 무엇인가'를 다시 생각하게 되었다. 나는 서양의학을 배웠고, 다른 의사들과 마찬가지로 많은 환자들의 증상을 호전시키고 질병을 치료하고 싶었다. 그런데 어느 순간 문득 이런 생각이 들었다.

'대부분의 질병은 치료가 불가능한 게 아닐까?'

감기의 예를 들어보자. 병원에서는 감기에 걸린 사람에게 항생물질과 해열제, 기침약을 처방한다. 약을 먹으면 분명히 열은 내려가고 기침도 멈추기 때문에 환자는 나았다는 기분이 들 것이다.

하지만 몸에 열이 나는 것은 신체의 면역력 때문이다. 몸이 스스로 세균과 바이러스를 퇴치하기 위해 체온을 올리기 때문에 나타나는 자연 치유의 과정이다. 기침과 가래가 나오는 것도 체내의 이물질을 밖으로 배출하기 위한 자기방어에 따른 것이기 때문에, 약을 써서 억지로 멈추게 하는 것이 과연 옳은 치료일까 하는 의문을 가지지 않을 수 없다.

미국에서는 감기에 걸리면 비타민 C를 처방한 후 숙면을 취하라고 한다. 비타민 C라는 영양소로 면역력을 강화해서 감기를 쫓아내는 방식이다. 또한 수면은 면역력을 높여준다.

나는 이전부터 어머니의 암 치료에 시도해 봤던 한방에도 상당히 흥미를 가지고 있었다. 한약으로 비염을 치료한 경험이 있기 때문이다.

비염을 앓았던 사람이라면 이해하겠지만 재채기, 콧물, 코막힘은 정말 사람을 괴롭힌다. 학창 시절에는 증상이 한 번 나타나면 멍해지면서 두뇌 회전이 제대로 되지 않아 강의시간 중에 교수의 말을 제대로 이해하지 못해 매번 괴로웠다.

처음에는 서양의학의 처방 약으로 치료를 시작했다. 내복약을 복용하면 증상은 확실하게 가라앉았지만 목이 마르는 등 부작용이 심해서 계속할 수는 없었다.

그 다음엔 시판되는 점비약(콧구멍으로 넣는 약제)도 사용해 보았다. 일시적으로는 나아졌지만 증상이 다시 나타나서 상태가 더욱 악화되는 바람에 이것도 끊었다.

시간이 흘러 의사가 된 후에는 한약으로 다시 치료를 시도해 보았다. 놀랍게도 3일 만에 증상이 사라졌다. 그 후에도 체질 개선을 위해 약 1년간 한약을 계속 복용했고, 지금은 비염이 완전히 치료된 상태다.

한방 치료를 포함하여, 현대 서양의학 이외의 모든 의료 행위를 일반적으로 '대체의학'이라고 부른다. 일반인들에게는 아직 낯설지도 모르지만 대체의학은 광범위하다. 침과 뜸을 비롯해 아로마테라피, 동양의학, 아유르베다(고대 인도의 전통 의학), 그리고 당 끊기 등의 식사요법 또한 대체의학의 일종으로 포함돼 있다.

서양의학이 내과, 외과, 비뇨기과 등 장기별, 분야별로 특화해서 치료하는 대증요법(對症療法, 증상에 대응해 처치하는 치료법)을 위주로 하는 반면, 동양의학과 아유르베다는 모든 것을 하나로 간주하고 전체의 균형과 조화를 맞춤으로써 몸과 마음의 상태를 근본적으로 치료하는 것을 목적으로 한다.

당을 끊는 식사법 또한 이런 생각에서 성립되었다. 인간의 몸과 신체 각 부위를 따로 떼어 보지 않고 하나로 생각할 때, 당질은 몸속에서 어떤 작용을 하며 과연 정말로 필요한 요소일까, 라는 의문을 가져보는 것이다. 이것을 해결하는 과정에서 '당질은 필요하지 않다'는 것을 자연히 깨닫게 되었다.

서양의학으로는
대부분의 병이 낫지 않는다.

당뇨병은
'당을 끊는 식사법'으로
99% 치료된다

　당뇨병은 완치가 불가능한 병이라고 생각하고 있는 사람이 많을 것이다. 당뇨병 환자들은 의사에게 지시받은 식사요법을 실천하려고 노력하지만, 사실상 당뇨병은 잘 낫지 않는다. 식사요법을 포기한 사람들은 분명히 자신의 노력이 부족하기 때문일 것이라고 스스로의 의지를 자책하는 경우가 많다.

　하지만 나로서는 이런 상황을 정말 이해할 수가 없다. 왜냐하면 당뇨병은 간단히 치료할 수 있기 때문이다. 그것도 99% 이상의 확률로 말이다.

　당뇨병에는 1형 당뇨병(인슐린 의존형 당뇨병)과 2형 당뇨병(인슐린 비의존형 당뇨병)이 있는데, 여기서는 2형 당뇨병만 언급한다. 1형 당뇨병은 선천적으로 몸속에서 인슐린을 만들지 못하는 인슐린 분비 장애에 의한 질병으로, 기본적으로는 인슐린 주사로 치료하기 때문이다.

그에 반해 2형 당뇨병은 인슐린을 분비할 수 있지만 당질의 섭취 과다로 인해 인슐린 분비량에 이상이 발생하거나 인슐린 분비 기능이 악화된 상태를 말한다. 즉 생활습관병이라 부르는 것은 2형 당뇨병이다.

참고로 1형 당뇨병의 발생률은 10만 명 중에 1명이다. 앞에서 '일본의 경우 당뇨병은 예비군을 포함하면 2012년 기준 2,050만 명'이라고 했는데, 그중 대부분이 2형 당뇨병이다.

먼저 2형 당뇨병의 메커니즘을 살펴보자.

우리가 식사를 하면 혈당치가 올라간다. 혈당치란 혈액 중의 포도당 농도를 말하는데, 혈당치가 올라가면 뇌에서 췌장으로 '인슐린을 분비하라'는 명령을 내린다. 인슐린은 혈당치를 통제할 수 있는 유일한 호르몬이다. 혈액 중에 포도당이 증가하면 뇌에서 명령을 받은 췌장이 인슐린을 분비해서, 포도당을 에너지가 필요한 각 세포로 보낸다.

이때 남은 포도당은 글리코겐(에너지원으로 쓰이며, 사용하고 남으면 다시 지방으로 저장된다)이나 지방으로 전환되어 예비 에너지로 저장되기 때문에 정상적인 혈당치로 다시 내려간다.

하지만 당질을 과다 섭취하면 이 메커니즘에 장애가 발생한다. 1장에서 '쓰고 남은 당질은 체지방이 된다'고 설명했는데, 이 지방이 인슐린의 작용을 방해하기 때문이다.

인슐린은 세포막에 있는 인슐린 수용체와 결합해서 혈액 중의 포도당을 세포로 보내는 역할을 한다. 그런데 지방이 너무 많아지면 인슐린 수용체가 지방으로 뒤덮여서 인슐린과 결합할 수 없게 되므로 포도당을 세포로 보낼 수가 없고, 따라서 혈당치도 상승한 채로 내려가지 않는다. 그러면 뇌는 '인슐린이 부족하다'는 착각을 해서 인슐린을 또다시 분비한다. 하지만 인슐린 수용체가 지방으로 덮여 있는 한 포도당을 세포로 보낼 수가 없기 때문에, 혈액 중에는 포도당이 계속 남아 있는 상태가 된다.

결론적으로 혈당치가 내려가지 않아 통제가 제대로 되지 않는 상태가 돼 버리는 것이다.

이런 악순환을 '인슐린 저항성'(=고인슐린 상태)이라고 하며, 이것이 바로 대부분의 2형 당뇨병을 일으키는 요인이 된다.

포도당이 체지방으로 변해
인슐린의 작용을 방해한다.

당뇨병 치료,
뭔가 잘못되고 있다

당뇨병이라는 진단이 내려지면 대부분의 의사들은 이렇게 말할 것이다.

"칼로리를 제한해서 드세요."

"1일 3식, 균형 잡힌 식사를 하는 것이 중요합니다."

"육류는 지방이 많으니 되도록이면 피하세요."

여기서 말하는 '균형 잡힌 식사'란 주식과 거기에 곁들이는 부식을 의미한다. 주식은 에너지 공급원이 되는 쌀과 빵 등 곡류를 말하며, 부식은 주된 반찬으로 고단백질과 지질의 공급원인 고기, 생선, 콩, 달걀, 부수적인 반찬으로 비타민, 미네랄, 식이섬유의 공급원인 야채,

버섯, 감자, 해조류를 말하는 것이다. 우리에게 익숙한 이런 메뉴는 당질이 듬뿍 들어 있는 밥과 빵, 면류를 권장하는 식단이다.

지금까지의 당뇨병 식사요법은 칼로리를 제한하고 지질 섭취를 줄이는 것이 기본이라고, 오랫동안 상식으로 여겨 왔다. 대부분의 사람들이 이런 제한된 식사법을 지키려고 필사적으로 노력하지만, 현실적으로는 생각한 만큼 혈당치가 내려가지 않는 경우가 대부분이다. 왜 그럴까?

이유는 아주 간단하다. 지금까지의 당뇨병 식사요법이 틀렸기 때문이다.

여기까지 읽은 독자들은 이해했을 것이다. 당뇨병이란 혈당치가 상승하는 질병이며, 혈당치를 상승시키는 것은 단백질이나 지질이 아니라 당질이므로 칼로리를 제한하는 것은 아무런 의미가 없다는 사실을 말이다. 제한해야 할 것은 혈당치를 상승시키는 식재료다. 즉 탄수화물만 제한하면 된다.

치료에 사용되는 내복약과 인슐린 주사에도 의문점이 있다.

식사요법으로도 혈당치가 내려가지 않을 경우에는 내복약을 처방한다. 그래도 효과가 없는 경우에는 인슐린 주사로 치료하는 것이 일반적인 순서인데, 그 대부분이 인슐린 분비를 촉진하기 위한 것들이다. 당질의 과다 섭취로 고인슐린 상태인데도 또 인슐린 분비를 촉진하는 치료를 하면, 췌장이 혹사당해서 상태가 더욱 악화될 뿐이다.

설령 약을 복용하고 바로 혈당치가 내려갔다고 해도, 장기적으로 사용하면 결국 효과는 사라져 버릴 것이다. 최근에는 인슐린 저항성을 개선시키는 약도 등장한 것 같은데, 간에 부작용이 나타나므로 주의해야 한다.

당뇨병의 무서운 점은 다양한 합병증을 유발한다는 사실이다. 당뇨병이 장기화되면 신장 장애가 발생해서 인공투석을 해야 하거나, 당뇨병성 망막증이 되어 실명할 위험도 있다. 또한 당뇨병성 괴저로 인해 발을 절단해야 한다거나, 심근경색이나 뇌경색 등 치명적인 사태를 초래할 위험성이 아주 높다.

잘못된 식사법과 치료를 계속하면 당뇨병은 장기적으로 지속될 수밖에 없다. 그리고 만성질환이 되면 무서운 합병증을 유발할 확률이 높아진다.

인슐린 주사와 약은
역효과를 일으킬 수 있다.

20년 고생한 당뇨병 환자,
당 끊기로
1개월 만에 완치

간단하게 말하면, 당뇨병이란 당질의 과다 섭취로 인해 생긴 병이다. 따라서 당뇨병 치료에 효과적인 방법은 '당 끊기'밖에 없다. 약도 인슐린 주사도 필요 없다. 우리 몸속에서 당이 하는 나쁜 짓들을 이해하고, 탄수화물이 들어 있는 음식을 피하는 것이 당뇨병 치료의 기본이다.

내가 운영하는 병원에 20년간 당뇨병으로 고생해 왔다는 환자가 내원했다. 예상한 대로 칼로리 제한과 약물을 이용하는 대증요법으로 치료해 왔는데, 혈당치만 순간적으로 내려가고 증상은 개선되지 않았다고 한다. 마지막에는 췌장 기능이 상실되어 인슐린 주사까지 필요하게 된 환자였다.

나는 당뇨병을 치료하기 위해서 다음과 같은 방법을 시도해 보기로 했다.

- 약과 인슐린 주사는 완전히 끊기
- 밥과 빵, 달콤한 과자 등 탄수화물이 들어 있는 식품은 먹지 않기
- 고기와 생선 등 동물성 단백질을 제대로 섭취하기
- 근육의 양을 늘려서 당 대사를 촉진시키기 위해 근육 트레이닝하기

당질을 완전히 끊는 것은 물론 지금까지 복용해 온 약과 인슐린 주사를 중지하기로 했고, 식사는 혈당치를 상승시키지 않는 식재료를 선택해서 먹기로 했다. 즉, 당뇨병 환자라도 배부르게 먹을 수 있는 육류와 해산물, 달걀 등의 동물성 단백질과 당질이 매우 적은 두부 등의 식재료를 권장했다.

여기에 추가로 근육 트레이닝을 하기로 했는데, 에너지 소비를 많이 하는 근육을 늘려 기초대사를 올림으로써 남아 도는 당을 소비하기 위해서였다.

환자가 내 처방에 잘 따라준 덕분에 1개월 후에 내원했을 때는 혈당치가 정상으로 돌아왔고, 체중도 줄어들어 날씬하고 건강하게 확 바뀐 모습으로 변했다. 지금은 보통 사람과 다름없이 건강하게 잘 살고 있다.

혈압이 높은 증상을 '고혈압'이라고 하듯이, 당뇨병이란 혈액 중의 포도당이 많은 증상이며 단순히 말하면 '고혈당증'이다.

내가 늘 궁금해 하는 것이 있다.

혈액 중의 콜레스테롤이 많은 증상인 '고지혈증' 환자에게는 "기름을 빼고 드세요."라고 처방하는데, 고혈당증 환자에게는 "당을 빼고 드세요."라고 말하지 않는 이유는 뭘까?

종래의 당뇨병 치료에는 역시 많은 의문이 남는다.

당뇨병을 단순히 말하면
'혈액에 당이 많은 증상'이다.

밥 한 공기 100g은
각설탕 9개와 같다

혈당치는 일정 수치보다 아래로 내려가는 일은 없다. 만일 부족하면 '당이 부족하니 만들라'고 뇌에서 간으로 지시를 내린다. 몸속에 축적된 글리코겐 등의 에너지원을 재료로 해서 당을 만들기 때문에 혈당치는 항상 일정한 값을 유지할 수 있다.

혈당은 $60\sim100mg/dl$ 또는 $0.6\sim1g/l$가 정상이다. $1dl$ 중에 $100mg$의 포도당이 필요하다면, $1l$에는 1g의 포도당이 들어 있다는 계산이 나온다. 사람의 혈액량은 약 $4l$이므로 포도당은 4g이면 된다. 이것은 각설탕으로 치면 약 1개 분량이다. 각설탕 1개 분량의 당이면 우리 인간은 본래 건강을 유지할 수 있다.

〔도표 2〕 식품 100g 중 함유된 당질의 함량

식품명	당질의 함량	식품명	당질의 함량
흰쌀밥	36.8g	떡	49.5g
식빵	44.4g	프랑스 빵(바게트 등)	54.8g
팥빵	47.5g	우동	20.8g
소면	24.9g	중화면	27.9g
스파게티	26.9g	소맥배아	34.0g
당면	80.9g	미펀(중국쌀국수)	79.0g
포테이토칩	50.5g	센베이	85.7g
아라레*	82.9g	도라야키**	55.4g
카스테라	62.6g	수수경단	73.2g
팝콘	50.3g	쇼트케이크	46.5g
도넛	59.1g	콩가루	16.1g
벌꿀	79.7g	양배추	3.4g
양파	7.2g	죽순	2.2g
시금치	0.3g	콩나물	1.3g
콜리플라워	1.9g	딸기	7.1g
오렌지	9.0g	바나나	21.4g
연두부	1.7g	목면두부	1.2g
생 유바***	3.3g	강낭콩	2.7g
두유음료	2.9g	낫토	5.4g

* 아라레: 화과자의 일종. 쌀떡을 가로, 세로 5mm, 높이 2~3cm 정도로 잘라 불에 구워낸 과자.
** 도라야키: 물에 갠 밀가루를 원형으로 구워서 두 장을 겹쳐 그 사이에 팥소를 넣은 과자
*** 유바: 두유를 가열했을 때 표면에 형성되는 막을 대나무 꼬치 등으로 걷어 올린 것. 채식 요리의 재료로 쓰인다.

출처 : 일본 식품표준성분표 2010

〔도표 3〕 식품 100g 속에 들어 있는 당질 함량을 각설탕으로 환산하면

식품명	각설탕	식품명	각설탕
밥(소량)		우동	
식빵		중화면	
쇼트케이크		센베이	
포테이토칩		목면두부	
콩나물		양배추	
딸기		—	—

※ 각설탕 1개 = 당질 4g   출처 : 일본 식품표준성분표 2010

그에 반해 밥 한 공기(100g)에 함유된 당질 함유량은 얼마나 될까?

약 37g이다. 각설탕으로 환산하면 약 9개 분량의 당을 섭취하는 셈이다. 우동 100g에는 약 21g, 중화면에는 약 28g의 당이 들어 있다. 이 얼마나 무서운 숫자인가?

'당'이라고 하면 우리는 대부분 설탕을 떠올린다. 설탕처럼 확실하게 단맛이 난다면 당질이 어떤 것들인지 구분하기가 쉬울 것이다. 하지만 당질은 설탕처럼 확실한 단맛이 나지 않는 것도 많아서, 먹고 있는 동안에도 '당질을 섭취하고 있다'는 사실을 잘 느끼지 못하는 것이 현실이다. 이것이 탄수화물의 함정이기도 하다.

여러분이 좋아하는 식품들 100g 중에 함유된 당질의 함유량을 [도표 1]과 [도표 2]에서 소개해 놓았다. 눈으로 확인하면서 당질 섭취량을 확인해 보기 바란다.

혈액 중의 당은
4g이면 충분하다.

신체의 질병 _ 고혈압

고혈압 치료, 염분이 아니라 당이다!

당뇨병과 마찬가지로 좀처럼 낫기 어려운 병이라는 인식이 강한 것이 고혈압이다.

일반적으로 고혈압은 염분의 과다 섭취가 원인이라고 알려져 있다. 병원에 가면 매번 식생활이 나쁘다고 잔소리를 들어야 하고, 싱거운 저염식을 하라고 강요받는다. 염분을 제한해도 효과가 없으면 결국 혈압강하제에 의지하게 된다. 그것도 평생 복용해야 한다는 처방을 받는다.

그렇다면 염분이 정말 고혈압의 원인일까?

일본인의 염분 섭취량은 매년 감소하고 있다. 그런데도 고혈압 환자는 계속 증가하고 있다. 염분의 과다 섭취가 원인이 아니라는 말이다. 당 끊기 관점으로 보면 고혈압의 메커니즘은 간단하게 설명할 수 있다. 사실은 당뇨병과 같은 원리다.

당을 과다 섭취하면 체지방이 증가하고, 그 체지방이 신장에서 이뤄지는 염분의 배설 기능을 방해한다. 원래 몸속에 있는 염분은 신장에서 여과되어 오줌으로 배설되는데, 이런 기능이 제대로 작동하지 않아 고혈압으로 진전되는 것이다.

고혈압의 원인은 한 가지가 더 있다.

당질의 과다 섭취로 고인슐린 상태가 되면 인슐린의 흥분 작용에 의해 교감신경이 긴장 상태가 된다. 교감신경은 심장의 활동을 활발하게 만들어 심장 박동 수를 높여주고 혈압을 상승시키는 작용을 하는데, 고인슐린 상태가 계속되면 저절로 혈압도 상승하게 된다.

이런 복합적인 영향을 받아서 혈압이 상승하는 것이다. 이래저래 어떻게 설명해도 당질이 원인이라는 사실은 분명하므로 당 끊기를 하는 것이 고혈압 치료의 최선의 방법이다.

고혈압의 원인은
신장의 염분 배설 기능을 방해하는
당질이다.

고기도 맥주도 오케이!
당질만 끊으면
통풍도 치료된다

발이나 무릎, 어깨, 허리 등의 관절에 심한 통증을 동반하는 통풍은 한 번 발병하면 증상이 나타났다가 사라졌다 하는 상태를 반복하기 때문에, 통증이 언제 다시 시작될지 불안해하면서 생활하는 사람이 많을 것이다.

당뇨병과 마찬가지로 통풍에 걸리면 의사들은 식사 제한부터 하도록 권한다. 고기를 삼가라, 맥주는 푸린체가 많이 들어 있으니 절대 마시면 안 된다, 라는 식이다. 하지만 정말 금해야 할 것은 당질 하나로 충분하다.

통풍의 원인은 푸린체의 최종대사산물인 '요산'인데, 이 푸린체의

70%는 체내에서 생산된다. 과잉으로 섭취하는 것은 당연히 문제가 되지만 식사로 섭취하는 양은 30% 정도에 불과하기 때문에, 푸린체가 많이 함유된 식품의 제한이 주요 예방책이라고 하는 것은 어떤 의미로는 난센스라 할 수 있다.

푸린체는 간에서 요산으로 분해되어, 신장의 요산 배설 기능에 따라 체외로 배출된다. 이 과정이 순조롭게 이뤄지지 않으면 고요산혈증이 되어 심한 통증이 발생한다. 즉 통풍이란 신장의 요산 배출 기능이 떨어지는 질병이며, 그 기능을 저해하는 것은 다름 아닌 체지방이다.

고혈압과 마찬가지의 메커니즘인데, 당질의 과다 섭취에 따라 체지방이 증가하면 그 증가된 체지방이 신장에서 이뤄지는 요산의 배설 기능을 저해하는 것이 통풍의 원인이라고 할 수 있다.

내 친구 중에도 통풍을 앓고 있는 남성이 있다. 프랑스 요리점의 오너셰프인 그 친구는, 당질이 잔뜩 들어 있는 소스와 레드와인을 일상적으로 먹어 왔다고 한다. 직업상 당 끊기는 어렵겠지만 최대한 줄이기로 했다.

그러자 2주일 후에는 통증이 완전히 사라졌다. 그 후에도 그는 되도록이면 당질을 섭취하지 않고 있으며, 더 이상 통풍 증상은 나타나지 않고 있다.

당을 끊으면
요산 배설 기능이 정상으로 돌아간다.

동맥경화의 원인은 정말로 콜레스테롤일까

일본인의 사망 원인 중 30%는 뇌경색과 심근경색이다. 그 원인이 되는 동맥경화는 콜레스테롤 과다 섭취에 의한 것으로 알려져 있다. 동맥에 콜레스테롤이 쌓이면 혈액순환이 잘 안되거나 혈관의 탄력과 유연성을 잃어버릴 수가 있다.

다만 여기서 문제가 되는 것은 '콜레스테롤 수치가 높은 것'이 아니라 콜레스테롤이 혈관에 '침착되는 것'이다. 콜레스테롤 수치가 아무리 높아도 혈관 속을 순조롭게 통과한다면 위험하지 않다. 문제가 되는 것은 혈관에 쌓이는 것이다. 콜레스테롤이 쌓이기 때문에 혈관을 막아서 파열시키는 것이다.

콜레스테롤이 침착하는 원인 중 하나는, 당질 섭취로 혈액 중의 세균이 단번에 증식하면서 혈관 내벽에 상처를 내는 것이다. 손상된 부분에 콜레스테롤이 걸려 침착되면 동맥경화가 시작되는 것이다.

혈당치가 급격히 상승함에 따라 혈관이 손상되는 것, 이것은 간과할 수 없는 동맥경화의 요인이다. 밥과 면류 등 탄수화물 위주의 식사를 하루에 세 번 하고, 오후 3시에 간식으로 달콤한 케이크를 먹을 경우 하루에 3~4회 혈당치가 급상승한다. 그때마다 혈관은 상처를 입는 것이다.

콜레스테롤 저하만을 목적으로 하는 식사 방식도 문제다.

콜레스테롤이 높다는 이유로 육류와 달걀을 회피하는 사람이 있는데, 잊지 말아야 할 것이 있다. 혈관의 재료는 바로 단백질이라는 것이다. 단백질이 부족하면 유연하고 건강한 혈관을 만들 수가 없다.

동맥경화를 예방하기 위해서는 기본적으로 당질을 빼고, 단백질을 섭취해야 한다.

동맥경화는
혈관을 손상시키는
당이 원인이다.

자가면역질환은 절대 고칠 수 없는 것일까

본래 면역력이란 우리의 몸을 지키는 것을 말하지만, 때로는 균형을 무너뜨리면서까지 자신을 지키려고 과잉 반응해서 공격하기도 한다. 면역 반응에서 제외된 자기의 생체 성분에 대해 항체가 생겨서 항원항체반응이 일어나는 것이다. 이것을 '자가면역질환'이라고 부른다.

그중 연령이나 성별을 불문하고 나타나는 것이 아토피성 피부염과 화분증이다. 그 외 관절 류머티즘, 교원병(膠原病, 피부, 힘줄, 관절 등의 결합조직이 변성되어 아교섬유가 늘어나는 질환), 갑상선 기능저하증 등이 있다. 이들은 모두 난치성 질병이다.

그러면 면역력의 균형이 깨지는 이유가 무엇일까?

다양한 요인이 있지만, 그중 한 가지는 자율신경의 불균형 때문이다. 자율신경은 주로 아침부터 낮까지 심신心身의 활동을 위해 작용하는 교감신경과 저녁부터 밤까지 휴식할 때 작용하는 부교감신경으로 구분된다. 이것이 균형 있게 전환됨으로써 몸과 마음이 건강한 생활을 할 수가 있다. 하지만 탄수화물 식품을 먹으면 자율신경의 균형이 흐트러진다. 당질 섭취로 인해 인슐린이라는 호르몬이 대량 분비되어 교감신경을 자극하기 때문이다.

원래는 부교감신경이 우위일 때 면역력이 최고로 높아진다. 그런데 하루 세끼에 야식까지 열심히 당질을 섭취함으로써 교감신경이 항상 긴장 상태에 놓이면, 자율신경의 균형이 깨져서 면역력은 불균형 상태에 쉽게 빠져든다.

면역력의 불균형을 초래하는 요인은 이외에도 스트레스와 수면 부족, 운동 부족 등이 있다. 단지 당질의 영향 때문이라고 단정 지을 수는 없지만, 당 끊기를 함으로써 큰 불안 요소를 미리 제거해 두는 것이므로 아주 효과적인 방법이 된다. 면역력을 안정시키고, 자가면역질환을 개선하기 위해서도 당 끊기는 유익하다.

자율신경의 불안 요소를 배제하고
면역의 균형을 맞춘다.

암세포가
가장 좋아하는
먹이는 당질

현재 일본인 2명 중 1명이 암에 걸려 있고, 3명 중 1명이 암으로 사망한다. 서양의학의 암 치료에서는 항암제와 방사선 요법, 수술, 호르몬제 투여 등을 시행하지만, 아직 치료가 어렵다는 것이 일반적인 견해다.

반면에 내가 시행하고 있는 대체의학에서는 암 환자에게 당 끊기를 처방한다. 암 세포가 주로 포도당을 영양원으로 해서 증식하기 때문이다. 따라서 당질을 끊어서 암세포의 먹이를 빼앗으면 암 세포는 더 이상 성장하기 어려워진다고 생각하는 것이다.

이런 암 세포의 '당 사랑'을 응용한 것이 양전자방출단층촬영(PET,

Positron Emission Tomography) 검사다. 종래의 검사로는 발견할 수 없었던 작은 초기 암까지도 발견할 수 있는 뛰어난 방법이다.

먼저 포도당과 유사한 성분의 검사약(FDG, Fluorodeoxyglucose)을 체내에 투여하면, 당을 좋아하는 암 세포는 이것을 기꺼이 받아먹는다. 암 세포는 정상 세포보다 3~8배의 포도당을 세포 내로 흡수하는 성질이 있기 때문에 암 세포 가득히 FDG를 받아들인다. FDG는 양전자방출단층촬영 기기를 통해 투사되므로, 암 세포의 위치와 크기를 알아낼 수 있다.

최첨단 방법으로 암 검사를 할 때도 당이 암 세포의 먹이가 된다는 분명한 사실을 알 수 있다. 당질을 섭취하는 것은 암 세포에게 먹이를 주면서 소중하게 키우는 것과 마찬가지다. 이런 사실로 볼 때 암 세포의 증식을 막고, 또 암을 예방하는 데 당 끊기는 아주 효과적인 수단이라고 할 수 있다.

당 섭취를 계속한다면
암을 키워주고 있는 셈이다.

'초고농도 비타민 C'를
더하면
암세포도 말끔 퇴치

내가 운영하는 병원에서는 당을 끊는 식사법에 추가하여 항암제에 비타민 C 링거 주사를 놓아준다. 일반 병원에서 비타민 C 링거 주사를 추가할 경우에는 0.5~2g의 농도를 사용하지만, 암 치료에는 25~100g의 초고농도 비타민 C를 사용한다.

그러면 암 치료에 왜 비타민 C가 필요할까?

단적으로 말하면, 포도당 대신 암세포에게 먹이는 것이다. 포도당과 비타민 C는 화학 구조가 아주 비슷하다. 당 끊기로 포도당을 차단하고 대신 포도당을 너무 좋아하는 암 세포에게 포도당과 아주 비슷한 구조의 비타민 C를 넣어주면, 암 세포가 포도당으로 착각하고 이것을 받아먹는다. 비타민 C는 암 세포로 들어가서 과산화수소를 발생시키는데, 이는 소독제인 크레졸과 같은 작용을 하는 것이어서 암세포를 퇴치해 준다. 말하자면, 당 끊기와 비타민 C의 이중 공격으로 암 세포를 사멸시켜 제거해 버리는 것이다.

혹시 소독제라고 하니 '다른 세포는 괜찮을까?'라며 불안해할지도 모르겠다. 그렇지만 과산화수소는 정상 세포에게는 아무런 영향을 주지 않는다.

또한 항암제처럼 부작용이 없는 것도 매력이다. 오히려 비타민 C로 서양의학에서 사용하는 항암제의 부작용을 상당히 억제할 수 있다. 거기다 암 예방 효과도 높을 뿐만 아니라 콜라겐 생성을 도와주고 면역력을 향상시키므로, 생활의 질을 상당히 높여줄 것은 자명하다.

이런 비타민 C의 효과에 대해서는 1976년에 화학자인 라이너스 폴링(Linus Carl Pauling) 박사가 발표했는데, 세상에 알려진 것은 그로부터 상당한 시간이 지난 2005년이었다. 미국국립위생연구소(NIH)와 미국식품의약국(FDA)에서는 '약리학적 고농도의 비타민 C는 과산화수소를 생성해서 암세포를 죽인다.'라는 연구 결과를 발표했다.

이와 관련하여 일화 한 가지를 소개한다.

4년 전 쯤, 미국 UCLA(캘리포니아대학교 로스앤젤레스 캠퍼스)의 암 전문의에게 "당신이 암에 걸렸다면, 당신이 환자에게 처방하고 있는 항암제 치료를 받겠습니까?"라는 설문조사를 했더니 80%가 'No'라고 대답했다고 한다.

또 비타민 C 링거 주사로 항암 치료를 하고 있는 의사에게 "비타민 C 링거 주사를 맞겠습니까?"라는 질문을 했더니 100%의 의사가 'Yes'라고 대답했다고 한다.

비타민 C 링거 주사를 당 끊기와 병행하면 암 치료에 효과가 있다는 것을 경험상 알고 있기 때문에 나 또한 비타민 C를 지지하는 입장이다.

이전에 내가 근무했던 병원의 직원이 말기 암 진단을 받고 우리 병원을 찾아왔다. 그녀는 31세에 자궁암 진단을 받고 폐에도 전이가 나타나 4개월 시한부 선고를 받았다고 한다. 젊기 때문에 오히려 암의 진행 속도가 빠르고, 항암제 치료를 해도 완치는 무리라고 진단받은 것이다.

우선 나는 그녀에게 당질을 완전히 끊도록 처방한 후, 초고농도의 비타민 C 링거 주사를 1개월에 25회 실시했다. 그러자 2개월 후에는 폐로 전이되었던 암이 사라지고, 3개월 후에는 자궁에 자리 잡고 있던 암까지 완전히 사라졌다. 완치까지 단 5개월이 걸렸다. 나 스스로도 그 위력에 놀라고 말았다.

현재 그녀는 비타민 C 링거 주사만 한 달에 두 번 정도 맞으며 다정한 남편과 건강하게 지내고 있다.

말기암 환자가
5개월 만에 암이 완치되었다.

우울증은 당이 일으키는 '뇌의 질병'이다

성별이나 연령을 불문하고 현대인에게 많이 나타나는 마음의 병으로 우울증이 있다.

중장년층의 자살 원인은 대부분 우울증이다. 아침에 일어났는데 의욕이 없어 출근하기 싫다거나, 주부인데 가사와 육아가 손에 잡히지 않는다거나, 때로는 두통과 어깨 결림, 갈증 등의 신체적인 증상이 나타나는 것도 우울증 때문이다.

사실은 이런 우울증도 당과 깊은 관계가 있다. 우울증은 마음의 병이라고 하지만, 그 메커니즘을 조사해 보면 뇌에서 원인을 찾을 수 있다.

우리의 감정을 관장하는 것은 뇌이다. 감정의 근원이 되는 것은 뇌 속에서 만들어지는 신경전달물질(뇌 속의 호르몬)이며, 그 종류는 다양하다. 그중에서도 기분을 안정시키고 행복감을 느끼게 해주는 세로토닌, 뇌를 각성시켜서 공포와 놀라움을 관장하는 노르아드레날린, 그리고 의욕과 설렘을 느끼게 하고 집중력을 높여주며 상쾌한 감정을 만들어내는 도파민이 중요한 기능을 한다.

이런 뇌 속 신경전달물질이 균형 있게 분비됨으로써 정신 상태가 안정을 유지하는 것이다. 그런데 당은 이런 신경전달물질의 분비를 방해한다.

이미 당뇨병에서도 설명했듯이 혈당치는 당질을 섭취함에 따라 급격하게 올라가는데, 혈당치를 내리기 위해서 췌장에서 인슐린이라는 호르몬이 대량 분비되어 고인슐린혈증을 일으킨다. 또한 인슐린은 자율신경을 자극해서, 뇌 속 호르몬 분비에 이상 상태를 초래한다.

그러면 다음은 어떻게 될까? 결과적으로 도파민의 분비량이 저하된다. 도파민은 의욕을 일으키는 호르몬이므로 분비량이 적어지면 의욕 저하, 우울감, 수면장애를 초래하며 기분이 맑지 않고 처지기 쉽다.

당뇨병 환자에게 우울증이 많이 나타나는 것은 당으로 인한 고인슐린혈증이 근본적인 원인이다.

다만 음식물만으로 우울증 치료가 어려운 것은 심리적인 스트레스도 큰 요인이 되기 때문이다. 일에 대한 압박감은 물론 힘든 일로 인한 정신적 피로, 상사와 부하직원 그리고 친구와의 대인관계에서 오는 스트레스, 장래에 대한 불안 등 현대인은 많은 스트레스를 받기 때문에 안타깝게도 당 끊기만으로 우울증이 완치될 수는 없다.

하지만 당질을 끊으면 우울증을 개선하는 데 분명히 도움이 된다. '기분이 우울하고 기운이 없다'라고 느낄 때 3일 동안이라도 당 끊기를 시도해 보자. 그러면 그때까지 구름이 끼어 있는 듯했던 머릿속이 개운해지면서 기분도 상쾌해질 것이다.

당 끊기는
우울증의 어둠 속에서
빠져나오는 한 방법이다.

고인슐린혈증이
자율신경실조증을
불러온다

고인슐린혈증이 뇌 속 호르몬의 불균형을 일으켜 우울증을 일으키는 데 비해, 자율신경의 균형이 무너져서 나타나는 증상이 자율신경실조증이다.

원래 자율신경이란 우리의 의사와 관계없이 작동하는 신경을 말한다. 심장을 움직이는 것은 물론 혈압 조절, 체온 조절, 음식물 소화 등 생명을 유지하고 그 외 신체 기능을 콘트롤한다.

자율신경에는 상반되는 두 가지가 있는데, 활동할 때 활발하게 작동하는 교감신경과 쉴 때 작동하는 부교감신경이 바로 그것이다. 아침이 되면 교감신경이 활동하기 시작해서 일을 효율적으로 처리할 수 있도록 해주고, 밤에는 부교감신경이 우위가 되어 편안하게 몸을 쉬게 해주는 식이다. 필요에 따라 교감신경과 부교감신경의 스위치가 교대로 켜지면서, 몸과 마음의 균형을 잡아주는 것이다.

그러나 당질의 과다 섭취로 고인슐린혈증이 되면 교감신경이 자극을 받는다. 교감신경은 활동할 때 작동하는 신경이므로, 정신은 항상 흥분하고 긴장한 상태가 된다. 또 혈압과 심장 박동 수가 올라가서, 밤이 되어도 편안해지지 않고 나른한 수면부족이 되기 쉽다. 당연히 피로가 풀리지 않고 권태감이 남아 있게 된다.

그 외에도 자율신경실조증에는 두통, 현기증, 초조감, 가슴 두근거림, 부정맥(맥박의 리듬이 불규칙한 상태), 부종, 수족 냉증 등의 다양한 증상들이 나타난다. 자율신경이 신체의 모든 기관을 통제하고 있기 때문에 나타나는 현상이다.

우울증과 마찬가지로 자율신경에 영향을 주는 것이 음식뿐인 것은 아니지만, 스트레스를 안고 사는 사람들은 당을 끊는 식사법으로 증상의 개선을 시도해 보기 바란다.

당은 불면증에서 시작해서
수족 냉증까지 일으킨다.

조현병,
당 끊기 3일이면
증상이 없어진다

당을 끊는 식사법으로 우울증과 자율신경실조증이 완화되는 정도에 그치는 반면, 난치병이라 부르는 조현병의 경우에는 증상을 딱 멈추게 할 수 있다. 그것도 당 끊기 겨우 3일 만에 말이다. 지금까지 치료해 온 거의 모든 환자에게서 얻어낸 결과다.

아직 확실하지 않아서 단언하기 어려운 영역이지만, 당질을 끊기만 해도 증상이 멈춘다는 것은 역시 당이 몸과 뇌에 나쁜 영향을 미치고 있다는 사실을 말해 준다.

조현병에는 환청, 환시 등의 환각과 망상 증상이 나타나는데, 이것은 약물 의존증 환자에게 나타나는 증상과 아주 비슷하다. 발병하는 과정을 추정해 보면 이렇다.

당질을 섭취하면 뇌 속에 엔도르핀이라는 신경전달물질이 분비된다. 엔도르핀은 모르핀과 같은 진정 작용을 하는 일종의 마약성 물질이며, 행복과 쾌감을 느끼게 해주므로 중독성이 있어 끊기가 상당히 힘들다. 당질을 섭취할 때마다 엔도르핀이 분비되면서 행복감을 느끼게 되므로 의존증이 되어버린다. 결과적으로 당질의 과다 섭취가 신경전달물질 시스템에 이상을 초래하여 조현병의 원인이 되는 것으로 추측된다.

약물 의존증인 사람이 약물을 끊기까지 3일이 걸리는데, 당도 마찬가지다. 당 끊기를 시작한 지 3일이면 포도당이 빠져나가 조현병 증상이 사라진다.

다만 한 가지 문제가 되는 것은 당을 끊는 식사법으로 조현병 증상이 사라졌다고 해도, 다시 당질을 섭취하면 바로 증상이 시작된다는 사실이다. 이런 점은 아직 연구 중에 있다.

조현병은
중독성을 가진 당에
의존하는 것이 원인이다.

혈당치의
급격한 변동이
공황장애를 일으킨다

공황장애의 메커니즘은 의외로 단순하다.

탄수화물을 섭취하면 혈당치가 급격히 올라간다. 이때 혈당치를 내리기 위한 인슐린이 대량으로 분비되면서 혈당치가 단번에 내려 간다. 사람의 혈당치는 식사에 따라 완만하게 올라가고 또 완만하게 내려감으로써 안정된 상태를 유지할 수 있건만, 혈당치의 급격한 변화가 자율신경에 영향을 미쳐 공황장애를 일으키는 것이다.

공황장애 증상 중에는 갑자기 심하게 가슴이 두근거리고 답답하며, 숨이 막히고, 강한 불안감이 나타나면서 죽을 것 같은 공포감을 느끼는 경우도 있다.

[도표 4] 주요 식품의 GI

식품명	GI	식품명	GI
쌀, 빵, 국수			
현미	56	당면	32
백미	84	메밀국수	59
떡	85	중화면	61
밀빵(통밀가루)	50	건파스타	65
베이글	75	우동	80
식빵	91	파스타(통밀가루)	50
채소			
양상치	23	무	26
껍질콩	27	딸기	29
키위	35	고구마	55
아보카도	27	콩	30
오렌지	31	사과	36
감자	90	당근	80
호박	65	파인애플	65
황도(복숭아)	63	–	–
과자			
젤리	46	판나코타*	47
푸딩	52	찹쌀떡	87
케이크	82	팝콘	85
고기, 생선			
소, 돼지, 닭, 정어리, 꽁치 등		44~52 정도	
유제품			
우유, 요구르트, 치즈 등		25~34 정도	

* 판나코타panna cotta : 생크림에 우유, 설탕, 향료 등을 넣어 젤라틴으로 굳힌 이탈리아 푸딩
※ 수치는 식품 100g당 혈당지수. 55 이하는 저GI

출처 : 일본 식품표준성분표 2010

한번 공황장애에 빠지면 같은 일이 또다시 일어나지 않을까 하는 예기불안에 시달리고, 그것이 계기가 되어 다시 공황장애 증상이 나타날 수도 있다. 이런 상태에서 당질을 섭취하면 증상이 더욱 악화된다.

공황장애를 개선하기 위해서는 당 끊기가 가장 좋지만, 차선책으로 저GI(Glycemic Index, 혈당지수) 식품 섭취도 권장한다.

저GI 식품이란, 흡수율이 낮은 당질이 함유된 식품을 말한다. 즉 혈당치를 급상승시키지 않는 식품이다. 예를 들면 정제된 흰쌀밥과 밀가루로 만든 식빵은 고GI 식품으로 혈당치를 급상승시키는 반면, 당면과 통밀가루로 만든 시골빵은 저GI 식품으로 혈당치를 천천히 상승시킨다.

공황장애를 극복하기 위해서는 저GI 식품을 현명하게 이용하는 것도 좋은 방법이 될 것이다.

저GI 식품으로
혈당치를 조절하자.

단전호흡법 시작하기

인간의 체온 조절과 심장 박동, 소화 기능, 호흡 등은 자율신경에 의해 지배되고 있다. 그중에서 유일하게 우리의 의지로 조절할 수 있는 것이 호흡이다.

복식호흡과 흉식호흡 등 여러 가지 호흡법 중에서 당 끊기와 관련하여 권장할 것은 단전호흡법이다. 배꼽 아래 9cm 부위인 단전에 기운을 머물게 하면서 깊이 호흡하는 것이 바로 단전호흡법이다.

단전을 의식하면서 크게 호흡을 반복하면, 지나치게 긴장된 상태인 자율신경을 풀어주고, 또 매일 피로가 쌓여 몸 기능이 저하된 경우에는 적당히 긴장하게 하는 등 자율신경의 밸런스 유지를 돕는다. 이런 호흡법은 현대인에게 있어 건강을 회복시켜 주고 자율신경 교란 증상을 탈피하는 데 효과가 있다.

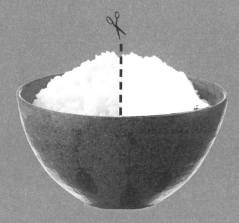

제3장

3일이면 실감하는
당 끊기 다이어트

단순히
체중만 줄이면
살찌기 쉬운 체질이 된다

세상에는 다양한 다이어트 정보가 만연하고 있다.

바나나 다이어트와 사과 다이어트를 비롯해서 식사 전에 양배추를 많이 먹어서 살을 빼는 법, 탄산수와 요구르트를 먹는 다이어트 등 다양한 정보가 넘쳐나서 오히려 머릿속이 복잡한 사람이 많으리라고 생각한다.

많은 사람들이 '어떤 방법이 가장 좋을까?'라고 고민하면서 좀 더 쉬운 방법을 찾아보려고 애를 쓴다. 그런 고민 끝에 결국엔 '칼로리를 체크해서 먹는 양을 줄이는' 칼로리 다이어트를 선택해 버리는 사람들이 많다. 단순하고 이해하기 쉽다는 이유로 이 방법을 선택한다.

대부분의 사람들이 경험했을 테지만 이런 다이어트는 결코 성공하지 못한다. 공복을 참지 못해서 금방 단념하게 될뿐더러, 설령 체중이 내려간다고 해도 반드시 요요현상이 일어난다. 살이 빠지기는커녕 더욱 살찌기 쉬운 체질이 되어 버리는 경우가 많다. 게다가 다이어트를 잘못하면 얼굴색이 나빠지거나 노안이 되기도 한다. 건강 상태도 나빠져서 뜻밖의 병으로 이어질 수도 있다.

다이어트의 진정한 목적은 체중을 줄이는 것이 아니라 비만의 원인인 '체지방'을 줄이는 것이다. 체지방이 빠지면 결과적으로 체중이 내려간다. 이런 과정이 제대로 된 살빼기라고 할 수 있으며 이상적인 형태의 다이어트다. 이것을 착각하고 있으면 평생 살이 빠지는 건 불가능해지고 대사증후군 → 당뇨병 → 동맥경화 → 심근경색이라는 무서운 과정을 거치게 될 수도 있다.

체지방을 줄이는 것이
진정한 다이어트의 비법이다.

체지방이 연소되는
건강 다이어트 규칙

'체지방 줄이기', 이것이 이상적인 다이어트 방법이며 가장 확실하게 살을 빼는 방법이다. 그게 가능하려면 체지방 줄이기와 더불어 체지방이 새롭게 축적되지 않아야 한다. 또 체지방이 잘 쌓이지 않고 연소되기 쉬운 몸을 만들어야 한다.

건강한 살빼기를 염두에 둔 당 끊기 다이어트에서는 3가지 규칙을 정했다.

당 끊기 다이어트를 시작한 지 3일 후부터 '어라, 살이 조금 빠진 것 같은데'라고 실감할 수 있다. 그리고 날마다 시시각각 변화하는 몸 상태를 관찰하면서 가능하면 3개월간 계속하기 바란다. 그러면 어느 날 문득 3개월 전의 당신과는 달라진, 슬림한 당신의 모습을 발견하게 될 것이다.

〔도표 5〕 당 끊기 다이어트의 3가지 규칙

1

당질을 끊는다.

체지방의 원인을 제거하면,
체지방을 더 많이 소비할 수 있다.

2

동물성 단백질을 섭취하고
근육 트레이닝을 한다.

살이 빠지기 쉬운 몸의 토대를 만들어주려면
거기에 필요한 식재료를 섭취해야 한다.
또 근육을 늘려 기초대사를 높인다.

3

유산소 운동을 한다.

조깅, 수영 등의 유산소 운동으로
체지방을 효율적으로 연소시킨다.

식단에
당질만 빼도
다이어트의 절반은 성공

살을 빼기 위한 가장 빠른 방법은 당질을 제거하는 것이다. 체지방의 주재료가 되는 당질을 몸속에서 제거하면 체지방을 새로 만들 수 없게 된다.

앞에서도 언급했듯이, 체내에 들어 있는 당질은 간에서 포도당으로 변환되어 에너지로 소모되거나 남은 것은 결국 체지방이 되어 몸에 축적된다.

이것은 일찍이 인류가 기아 상태를 극복하기 위해 체내에 형성해 놓은 시스템이다. 에너지로 사용되지 않고 남은 포도당을 일단 몸에 쌓아둠으로써 기아 상태가 닥쳐도 살아남을 수 있도록 인간의 몸이 진화해 왔기 때문이며, 좋든 싫든 어쩔 수 없는 사실이다.

그렇다고 현대인들이 기아 상태에 빠질 일은 아마도 없을 것이다. 기아 상태는커녕 현대인들은 에너지 소비량이 많지 않아 섭취한 탄수화물을 다 사용하지도 못한다. 운동선수나 육체노동자처럼 에너지 소비량이 많다면 모를까 그렇지 않다면 포도당을 다 사용할 수가 없어서, 대부분의 포도당이 체지방이 되는 운명을 맞이할 수밖에 없다.

그러므로 체지방이 체내에 쌓이지 않도록 하려면 체지방의 재료가 되는 당질을 섭취하지 않아야 한다. 이것이 바로 다이어트의 지름길이며 가장 효과적인 방법이다.

다이어트 효과 외에도 당을 끊는 식사법으로 얻게 된 장점이 한 가지 더 있다. 에너지원으로서 체지방이 소비가 된다는 점이다. 우리의 몸속에 있는 요소 중에서 조금 더 손쉽고 빠르게 에너지로 변하는 것이 바로 포도당이다. 체내에 포도당이 존재하는 한 이것이 먼저 사용된다. 그러면 체내에 포도당이 없다면 어떻게 될까? 그때는 체지방을 원료로 해서 에너지를 만들게 된다.

즉 당질을 섭취하지 않으면 몸에 남아도는 체지방을 연소시켜 에너지를 만드는 것이다.

이처럼 당질을 끊으면 체지방의 원료가 되는 포도당도 제거하고, 이미 몸에 쌓여 있는 체지방까지 연소시킬 수 있다. 당 끊기란 확실히 일석이조의 다이어트 방법이며, 이렇게만 하면 우선 다이어트의 절반은 성공한 셈이다.

칼로리 다이어트는 체중이 내려가기는 하지만 대부분 근육 감소로 인한 것이기 때문에, 동시에 기초대사도 저하된다. 따라서 곧바로 요요현상이 일어나는데, 이에 반해 당 끊기 다이어트는 체지방 자체를 확실하게 줄일 수 있고, 근육량을 늘려서 기초대사를 높이게 되므로 요요현상을 걱정할 필요가 없다.

당 끊기가 어느 정도 습관화되면 당질이 들어 있는 식품이나 요리를 좀 먹었다고 해서, 곧바로 원래대로 돌아오는 일은 없다. '살이 좀 쪘나?' 싶을 때 다시 3일 동안 당 끊기를 하면 금방 날씬한 몸을 되찾을 수가 있다.

체중을 스스로 조절할 수 있다는 것이 당 끊기 다이어트의 최대 장점이라고 할 수 있다.

당 끊기는
요요 없는 살빼기로 가는
최고의 지름길이다.

칼로리 다이어트의
위험한 함정

지금까지 다이어트의 상식으로 알려져 있고, 많은 사람들의 머릿속에 깊숙이 인식되어 있는 방법이 바로 '칼로리 다이어트'다. 그러나 사실 여기에는 무서운 함정이 숨어 있다.

원래 칼로리 다이어트란 '소비 칼로리'보다 '섭취 칼로리'를 억제함으로써 비만을 예방할 수 있다는 생각에서 성립한 이론이다. 중년 남성 직장인의 1일 소비 칼로리는 대략 2,500kcal이므로, 섭취 칼로리는 그 이하로 억제해야 한다는 뜻이다.

그러기 위해서는 기본적으로 칼로리가 높은 지질과 단백질을 제한하고, 칼로리가 낮은 탄수화물과 채소류, 과일을 섭취해야 한다(지질은 그램당 9kcal, 단백질과 탄수화물은 그램당 4kcal로 단백질과 탄수화물의 칼로리가 같지만, 육류 단백질의 경우 지질이 섞여 있는 경우가 많아 칼로리는 더 높다고 볼 수 있다).

하지만 이것이 어떤 상태를 초래하는지 독자 여러분도 이제는 충분히 이해했으리라 생각한다. 칼로리만을 목표로 하면 당질의 섭취량이 엄청나게 늘어나서 체지방이 증가할 뿐만 아니라, 몸에 필요한 단백질과 지질 등의 영양소가 부족해진다.

게다가 칼로리를 억제하기 위해서는 먹는 양을 힘들게 억지로 줄여야 한다. 그러면 우리 몸은 다이어트로 인해 영양소를 제대로 섭취하지 못하여 차츰 기아 상태에 빠지게 된다. 결국 몸은 부족한 에너지를 보충하기 위해 체지방뿐만 아니라 근육도 파괴해서 사용하게 된다.

근육은 몸속에서 에너지 소비량이 가장 많은 부위다. 근육이 파괴되어 소비되면 당연히 근육량이 감소하고 따라서 기초대사가 저하된다.

〔도표 6〕 기초대사의 칼로리 소비는 운동대사의 약 2배

칼로리 소비의 비율

기초대사 : 운동대사 = 2 : 1

칼로리 다이어트를 계속하면 기초대사가 저하되어 결국 칼로리 소비도 줄어든다.
하지만 이것으로 결국 살찌기 쉬운 체질이 되어버린다.

기초대사란 체온 조절을 하고 심장을 움직이게 하는 등 생존을 위해 필요한 최소한의 에너지 소비량을 말한다. 운동할 때 필요한 에너지를 운동대사라고 하는데, 칼로리가 더 많이 필요한 것은 기초대사다. 칼로리 다이어트를 하면 근육의 양이 줄어들고 자연적으로 기초대사도 저하된다. 또한 기초대사가 저하되면 몸속의 칼로리 소비도 줄어드는데, 이로 인해 몸은 더욱 살빼기 힘든 체질이 된다.

공복을 견디면서 유지해야 하는 칼로리 다이어트는 결코 오래 지속할 수 없다. 기초대사가 저하된 몸으로 다이어트를 포기하고 다시 평소와 같은 식사를 한다면 요요현상이 나타나는 것은 물론이거니와 체지방은 더 쉽게 축적될 것이다.

식욕을 억지로 참으면서 배도 마음도 허기진 채로 점점 더 살찌기 쉬운 체질로 변하고 만다. 칼로리 다이어트는 그런 악순환의 시작이다.

칼로리 다이어트는
비만으로 가는 지름길이다.

고기는
최고의
다이어트 식품

　당 끊기 다이어트에서 특히 중요한 역할을 하는 것이 육류와 해산물, 달걀 등에 많이 함유된 단백질이다. '칼로리가 높다'는 이유만으로 멀리 했던 이런 식재료야말로 날씬한 몸을 유지하기 위한 필수불가결한 요소다.

　'단백질이라면 콩이나 두부 제품으로 쭉 먹으면 되지 않을까?'라고 생각하는 사람이 있을지도 모르지만, 식물성 식품과 동물성 식품에는 결정적인 차이가 있다. 그것은 바로 식품에 함유된 필수아미노산의 질과 양이다.

　아미노산은 단백질을 구성하는 성분인데, 여기에는 약 20가지 종류가 있다. 그중에서 생명 유지에 꼭 필요하지만 인간의 몸속에서는 도저히 만들 수 없기 때문에 음식물로 섭취해야 하는 영양소를 필수 아미노산이라고 한다.

필수아미노산에는 총 8종류가 있다. 발린, 류신, 아이소류신, 메티오닌, 트레오닌, 라이신, 페닐알라닌, 트립토판 등이다. 최근에는 히스티딘을 첨가해서 9종류라고 이야기하는 사람도 있다.

육류, 생선 등의 동물성 식품에는 이런 필수아미노산이 골고루 풍부하게 들어 있다. 특정 식품에 필수아미노산이 얼마나 들어 있는지 나타내는 기준이 아미노산 스코어amino acid score인데, 예를 들어 돼지고기, 쇠고기, 생선, 달걀 등의 아미노산 스코어는 100점이다. 이에 반해 콩은 86점이다. 아미노산 스코어가 높을수록 양질의 단백질이라는 것을 나타내고, 보다 효율적으로 활용할 수 있는 식재료라 할 수 있다. 따라서 동물성 아미노산이 식물성 아미노산보다 양질의 단백질임을 알 수 있다.

앞에서 말했듯이 기초대사를 높여서 소비 칼로리를 높이기 위해서는 근육이 필요하다. 근육의 양이 줄어들면 그만큼 기초대사량이 저하되어 살찌기 쉬운 체질이 된다.

체지방이 잘 쌓이지 않고 살이 잘 빠지는 몸을 만들기 위해서는 근육이 필요한데, 이런 근육을 구성하는 것이 바로 단백질이다. 아미노산 스코어가 높은 동물성 식품이야말로 근육을 만드는 데 보다 효율적으로 이용된다.

〔도표 7〕 식품의 아미노산 스코어

100점	쇠고기, 돼지고기, 생선, 달걀, 우유, 요구르트
90점대	메밀국수, 베이컨, 바지락, 치즈
80점대	고구마, 두부, 키위, 다시마
70점대	표고버섯, 오징어, 옥수수, 부추
60점대	밥, 감자, 바나나, 딸기
50점대	당근, 양배추, 아몬드, 사과
40점	식빵, 우동, 양파, 토마토
40점 미만	즉석면, 배추, 포도, 수박

※ 아미노산 스코어가 높을수록 근육을 만드는 데 효율적으로 이용된다.

출처 : 일본 식품표준성분표 2010

단백질은 근육 이외에도 뼈와 모든 장기, 혈액, 피부, 그리고 호르몬과 효소를 만드는 데 꼭 필요한 영양소다. 인간의 세포는 살아 있는 한 계속해서 재생되기 때문에 항상 단백질을 필요로 한다. 부족하면 기초대사가 저하될 뿐만 아니라 신체 각 기관이 세포를 새로 만들지 못하고 기능도 저하된다.

육류를 선택할 때 요령이 필요하긴 하지만(5장 참조), 칼로리 제한이라는 잘못된 정보에 현혹되어 육류는 절제해야 한다거나, 달걀은 콜레스테롤이 높아서 먹으면 안 된다, 라는 방식으로 식사를 하고 있다면 어느 시점부터는 문제가 발생할 수밖에 없다.

게다가 칼로리 제한의 관점에서 보더라도 육류 등의 동물성 식품을 권장하는 데는 나름의 이유가 있다. 동물성 식품은 과식할 염려가 없다는 점 때문이다.

탄수화물을 섭취하면 뇌 속에 엔도르핀이라는 마약성 물질이 분비되므로 웬만큼 먹었는데도 배부른 상태에서 더 먹게 되는 중독 상태에 빠지지만, 육류와 생선은 먹을 수 있는 양에 한계가 있다. 단백질을 어느 정도 섭취하면 포만감이 들면서 정신적으로도 충족되므로 그 이상 먹고 싶다는 생각이 들지 않는다.

육류는 살이 빠지기 쉬운 몸의
토대를 만들어 준다.

검소한 식사의
악영향

다이어트에 효과가 있는 식사에 대해 물어보면 '전통적인 일본식'을 거론하면서 현미밥과 된장국 위주의 검소한 식사인 '조식粗食'이 좋다고 대답하는 사람도 있을 것이다. 그러면서 으레 '비만대국'인 미국과의 식문화 차이를 거론하곤 한다.

미국은 20세 이상 성인의 65%(1억 7천만 명)와 아동의 34% 이상이 비만이라고 한다. 그런 미국인과 비교해 보면 일본인이 훨씬 마른 상태인 것은 사실이다. 일본인이 미국인처럼 심각한 비만증 인구가 적은 이유는 '일본의 식생활이 건강하다는 증거'라고 생각할 수도 있다.

하지만 일본식에서 중요시하는 밥 위주의 탄수화물을 끊고 '서구형 육식'을 권장하는 목소리가 나오고 있다. 이런 주장이 거론되는 데는 명확한 이유가 있다.

원래 일본인에게 비만증이 적은 이유는 미국인과 비교하면 유전적으로 인슐린 분비량이 적어서 당뇨병에 걸리기 쉽기 때문이라고 한다. 일본인은 비만이 되기 전에 당뇨병에 걸리기 때문에 웬만해서는 비만증이 될 수가 없다는 것이다.

일본인이 뇌경색과 심근경색 등의 위험이 미국인보다 높은 것도 당뇨병 때문이다.

따라서 비만증 인구가 적다고 안심할 일이 아니라 일본인에게 많이 나타나는 위험 요소를 최대한 피하려는 노력이 필요하다. 그러기 위해서는 당질을 제한하고 단백질을 섭취하는 것이 효과적이라고 생각한다.

비만과 질병,
두 가지 위험을 단번에 없애는 것이
당 끊기다.

'콜레스테롤은 해로운 것'이라는 생각에 관하여

고기를 많이 먹어야 한다고 설명하면, 대부분의 사람들은 "콜레스테롤 과다 섭취가 되지 않을까요?"라는 질문부터 한다. 어쩐지 악의 축이 되어버린 듯한 콜레스테롤, 여기에는 오해가 있다.

처음에 '콜레스테롤이 동맥경화의 원인'으로 알려진 계기는 1913년에 러시아의 의학자 니콜라이 아니쉬코프가 발표한 실험 결과가 발단이 되었다. 그 실험이란 '토끼에게 콜레스테롤이 들어 있는 먹이를 주었더니, 대동맥에 콜레스테롤이 침착되어 동맥경화가 발생했다.'는 것이다.

이 실험의 문제점은 토끼는 초식동물이라는 점이다. 초식동물은 동물성 지방인 콜레스테롤을 이용하지 못하며, 따라서 소장에서 콜레스테롤을 완전히 흡수한다. 그에 반해 인간을 포함한 육식동물은 콜레스테롤 흡수를 소장에서 조절할 수 있기 때문에 토끼 실험을 인간에 적용한 것은 근본적으로 잘못된 것이었다(2005년 예일대학교 예방의학센터에서 정상이거나 약간의 고콜레스테롤혈증이 있는 중년 남녀를 대상으로 6주간 실험을 실시해 하루 두개씩 계란을 더 먹어도 혈액 콜레스테롤은 증가하지 않는다는 것을 증명했다).

또 인간은 원래 간에서 콜레스테롤을 만드는 기능이 있다. 그만큼 콜레스테롤이 몸에 중요하기 때문이다. 콜레스테롤은 인간의 몸을 구성하는 약 60조 개의 세포막을 구성하는 재료가 될 뿐만 아니라, 각종 호르몬과 담즙산을 만드는 재료가 되기도 한다.

그만큼 중요한 요소인데도 음식물에서 섭취할 수 있는 것은 전체의 20% 정도밖에 되지 않는다. 오히려 콜레스테롤이 높은 식품을 섭취하는 것이 콜레스테롤을 제조하는 간의 부담을 덜어주는 데 도움이 된다.

2장에서 설명했듯이 동맥경화의 진짜 원인은 당질이지, 콜레스테롤이 아니다. 콜레스테롤 수치가 낮은 사람일수록 암으로 인한 사망률과 치매에 걸릴 확률이 높다는 보고도 나왔다(미국 국립암연구소NCI에 따르면, 혈중 총 콜레스테롤이 낮을수록 암을 보유하고 있을 가능성이 높다고 한다. 또한 미국 캘리포니아대학 알츠하이머병센터는 나쁜 콜레스테롤인 저밀도지단백LDL 콜레스테롤 수치가 높고 좋은 콜레스테롤인 고밀도지단백HDL 콜레스테롤 수치가 낮으면, 치매 원인으로 알려진 독성 단백질 베타 아밀로이드 플라크가 증가할 위험이 크다고 발표했다).

콜레스테롤이 낮은 상태야말로
위험을 초래한다.

채소만 먹는
다이어트는
효과가 있을까

다이어트를 위해서 '고기는 안 먹고 채소를 위주로' 식사를 한다는 사람도 있다. 채식주의자들은 분명히 몸이 마른 편이긴 하다. 종교적 이유나 도덕, 윤리관 등 다양한 이유에서 채식주의자가 되기 때문에 시비를 논할 수는 없지만, 당 끊기의 관점에서 보면 단백질과 지질이 심각하게 부족해지기 때문에 권장할 수 없는 방법이다.

게다가 당질이 다량 함유되어 있는 채소도 많이 있다. 살이 빠지기야 하겠지만 건강하게 살이 빠질 수 있는지는 의문이 남는다.

이렇게 말하는 나도 한때는 열렬한 채식주의자였다. 아침에는 채소주스나 과일, 점심과 저녁에는 채소와 곡물 위주로 식사를 했고, 수면시간은 2시간 반이었다. 당시에는 아주 건강했으며 항상 고도의 긴장 상태에 있었다.

나는 러시아 특수부대 훈련을 받은 적도 있고, 그 무렵 해발 5,895m를 자랑하는 아프리카 대륙 최고봉인 킬리만자로의 등정에 성공하기도 했다. 지금 돌이켜보면 '병이 아니었을까?' 싶을 정도의 광적인 상태였다.

게다가 그 정도로 활동하고 있었는데도 채소와 곡물 위주의 채식주의를 고집했기 때문에, 몸은 극심하게 마른데다가 점점 먹는 것 자체가 귀찮아지고 갈수록 기운도 빠졌다.

채식주의자로 생활을 계속한 지 1년 반이 되자 식욕도 의욕도 없어지면서 채식 위주의 식생활 방식을 더 이상은 좋아할 수가 없었다. 그리고는 곧바로 보통의 식생활로 돌아오게 되었다.

그리고 지금 나는 당 끊기를 실행하고 있다. 이 식사법 덕분에 정신과 육체 어느 쪽으로든 충실한 하루하루를 보낼 수 있다는 것을 실감하고 있다.

나는 채식을 시작한 지
1년 반 만에
기력을 잃었다.

하루에
섭취해야 할
단백질의 양

　지금까지 단백질의 필요성에 대해 알아보았다. 그러면 단백질 필요량은 얼마나 될까.

　일본인이 하루에 필요한 단백질의 양은 성인의 경우 남성 50g, 여성 40g이라고 되어 있다. 그리고 여기서 추천하는 권장량은 남성 60g, 여성 50g이다(참고로 2010년 한국인 영양섭취기준에 따르면 단백질 평균 필요량은 19~29세 성인 기준 남자 45g, 여자 40g이다).

　그러면 남성의 경우 50~60g의 고기를 먹으면 1일 단백질 필요량을 섭취할 수 있을까? 유감스럽게도 그렇게 간단하지가 않다.

　육류와 해산물은 단백질 외에도 수분과 식이섬유도 함유되어 있기 때문에 그런 요소를 뺀 다음에 단백질을 산출해야 한다.

〔도표 8〕 100g당 섭취 가능한 단백질의 양

육류	단백질(g)	해산물	단백질(g)
소 힘줄	28.4	참치(살코기)	26.4
소 안심	21.3	가다랑어	25.8
소 간	19.6	연어	22.3
소 넓적다리살	19.5	도미	21.7
소 목심	16.8	방어	21.4
소 등심	16.5	고등어	20.7
소 혀	15.2	참치(지방 부위)	20.1
우삼겹	12.5	정어리	19.8
돼지안심	22.8	가자미	19.6
돼지 뒷다리살	20.5	꽁치	18.5
돼지 간	20.4	대구	17.6
돼지 어깨등심	17.1	문어	21.7
돼지 등심	19.3	게	20.6
돼지 삼겹살	14.2	새우	18.4
닭 가슴옆살	23.0	오징어	18.1
닭 가슴살(껍질 제외)	22.3	가리비	17.7
닭 가슴살(껍질 부착)	19.5	**콩류**	**단백질(g)**
닭 다리살(껍질 제외)	18.8	목면두부	6.6
닭 다리살(껍질 부착)	16.2	연두부	4.9
닭 간	18.9	**기타**	**단백질(g)**
닭 날개	17.5	달걀	12.3

출처 : 일본 식품표준성분표 2010

예를 들면 쇠고기 등심 100g에서 단백질만 추려내면 약 20g밖에 안 된다. 닭가슴살은 23g 정도다. 따라서 1일 60g의 단백질을 섭취하려면 200g 이상의 육류와 생선이 필요하다.

식재료를 선택하는 방법도 중요하다. 육류를 고를 때는 지방이 적은 붉은 살코기가 좋다. 우삼겹의 단백질량은 12g 정도에 불과하다. 지방이 적은 붉은색 고기가 단백질 함유율이 높은데다가 불필요한 포화지방산을 섭취하지 않아도 되므로 다이어트에도 적합하다.

육류와 생선으로 부족한 단백질은 달걀과 두부로 보충해야 한다. 1일 필요량은 한꺼번에 먹지 말고 아침에 70g, 점심에 60g, 저녁에 70g 정도로 나누어 먹는 것이 좋다.

단백질은
매일 계속해서
섭취하는 것이 중요하다.

체지방을 연소시키는
유산소 운동,
정확히 알고 하자

당질을 끊어서 체지방의 원인이 되는 요소를 제거하고, 슬림한 몸을 만드는 데 꼭 필요한 영양소인 동물성 단백질을 섭취하는 것만으로도 충분히 살빼기 쉬운 체질이 되는 건 사실이다. 하지만 보다 '효율적인 살빼기' 방법을 고려할 때 꼭 실천해야 할 것이 유산소 운동이다.

체육관에 가면 러닝머신 위에서 땀을 뻘뻘 흘리면서 달리고 있는 사람들을 볼 수 있다. 미안한 말이지만 그런 방법으로는 살을 빼기가 힘들다. 수분 보충을 하면 그때까지 힘들게 노력한 것도 물거품이 되어 버린다. 유산소 운동은 정확한 방법을 알고 하는 것이 중요하다.

그렇다면 뭐가 잘못되었단 말일까? 우리가 알아야 할 것은 '달리고 있는 동안의 맥박 수'이다.

달리는 동안 땀을 뻘뻘 흘리는 것은 맥박수가 심하게 상승하고 있다는 증거이긴 하지만, 유산소 운동은 되지 않는다. 결과적으로 지방을 연소시키지는 못한다는 뜻이다.

지방을 연소시키기 위해서는 '유산소 운동 영역의 맥박수'에 맞춰 운동해야 한다. 그 이상도 그 이하도 안 된다. 유산소 운동으로 조깅을 선택했다면 유산소 운동 영역의 맥박수로 달려야 비로소 체지방이 연소되는 것이다.

당 끊기 관점에서는 유산소 운동 영역인 '최대 심박수(220 - 자신의 나이)의 70~80%'를 맥박수로 선택해 이에 맞춰 운동할 것을 권장한다.

더불어 근육 트레이닝도 필요하다. 우리 몸에서 에너지를 소비하는 것은 근육이다. 근육량을 늘리면 기초대사가 상승하므로, 효율적으로 살을 빼기 위한 기법이 될 수 있다.

운동 방법에 관해서는 5장에서 상세하게 소개하니 꼭 참고하기 바란다.

당을 끊는 식사법과 운동을 겸해
보다 효율적인 다이어트를 하자.

백비탕 마시기

"아침에 일어나서 백비탕 한 잔을 마시면 건강에 좋다."라는 말이 있다. 백비탕이란 아무것도 넣지 않고 끓인 맹물을 말하는데, 이것은 당을 끊는 식사법에도 적용할 수 있는 방법이다.

당을 끊는 식사법에서는 육류와 해산물 등의 단백질 섭취량이 많아지기 때문에, 소화 기능을 높이는 것이 매우 중요하다. 소화 기능이 떨어진 상태에서는 모처럼 먹은 영양가 있는 음식을 제대로 이용하지 못하고 복통과 변비, 설사 등의 증상을 일으키기 쉽다. 영양가 있는 음식을 헛되이 하지 않기 위해서라도 소화 기능을 반드시 높여 놓을 필요가 있다.

백비탕은 아침에만 좋은 것이 아니라 언제 마셔도 좋은 것이다.

그에 반해 차가운 음료수는 내장을 차갑게 만들어서 소화 기능을 떨어뜨릴 뿐이므로 피하는 것이 좋다. 탄산수 또한 소화 기능을 저하시키는 원인이 되므로 최대한 피하길 바란다.

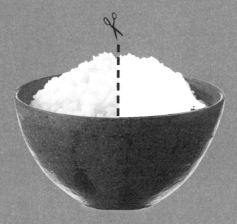

제4장

노화 방지에 효과적인
당 끊기 법칙

달콤 짭짤한 맛이 노화를 부른다?

지금까지 당질이 대사증후군을 초래하고, 다양한 질병의 원인이 되어 건강을 해친다는 사실을 알게 되었다. 여기서 한 가지 더 당질이 불러일으키는 중대한 사태를 소개한다.

바로 '노화'다. 당질은 섭취할수록 노화에 가속도가 붙는다. 원래 노화는 나이가 들면서 자연히 나타나는 세포와 호르몬의 기능 저하 외에 여러 가지 요인에 의해 그 속도와 단계가 변한다.

예를 들면 수면 부족과 정신적 스트레스, 폭음과 폭식, 담배 등이 원인이 되어 몸속에 유리기free radical가 발생한다. 유리기는 세포를 산화시키는 노화 물질인데, 몸속에서 산화 작용을 일으켜 세포의 기능을 저하시키거나 세포를 사멸시켜 노화를 촉진시키는 악성 인자다. 각종 건강 도서에 등장하는 '활성산소'도 이 유리기에 속한다.

이런 유리기와 마찬가지로 흉악성을 지닌 노화 물질이 있다. 바로 AGEs(최종당화산물, Advanced Glycation Endproducts)이다. 프롤로그에서도 잠시 언급했듯이 간단히 말하면 '단백질과 당을 가열하면 생성되는 물질'로서, 아주 강한 독성을 가진 노화 물질이다.

이해하기 쉽게 설명하면 이렇다. 단백질과 당을 함께 가열하면 AGEs가 생성된다는 말은, 닭고기(단백질)를 미림(당)과 간장을 넣어 졸인 '데리야키'라든가, 소고기(단백질)와 설탕(당)을 재료로 해서 만든 '스키야키'에는 조리 과정에서 생긴 AGEs가 엄청나게 들어 있다는 뜻이다.

안타깝게도 일본인이 정말 좋아하는 '달콤 짭짤한 요리'는 모두 노화를 초래하는 요인이 된다.

달콤한 맛을 내는
데리야키나 스키야키도
노화의 원인이 된다.

노화란 '세포의 당화'

노화의 원인 물질인 AGEs(최종당화산물)가 몸속에서 생산되는 경로는 두 가지다.

첫 번째가 음식물로 섭취하는 경우다.

앞에서도 언급했듯이 단백질과 당을 가열해서 만든 요리에는 다량의 AGEs가 들어 있다. 예를 들면 치킨 데리야키, 스키야키, 소고기덮밥, 생선조림은 물론 밀가루(당질)와 달걀, 우유(단백질)를 섞어서 구운 핫케이크와 빵, 도넛 등이 여기에 해당한다. 또 포테이토칩과 감자튀김에도 AGEs가 엄청나게 들어 있다.

두 번째는 몸속에서 만들어지는 내인성 AGEs이다.

당질의 과다 섭취에 따라 혈중 포도당이 필요 이상으로 많아지면,

몸의 세포와 조직을 형성하는 단백질과 결합한 후 체온으로 가열되면서 당화 현상이 일어난다. 특히 당뇨병 환자는 몸속에 포도당이 많으므로 AGEs가 만들어지기 쉬운 상태에 있다. 따라서 당뇨병이 악화되면 당화된 단백질이 눈의 수정체와 각막, 망막에 축적되어 노인성 백내장을 초래하기도 하고, 신장 점막과 신경 말단에 쌓여서 신부전과 신경장애를 일으키기 쉽다.

AGEs는 같은 노화 물질인 활성산소를 생산하고 항진시켜, 우리 몸에 산화 스트레스를 일으킨다. 즉 병과 노화의 원흉인 활성산소가 강력해지도록 돕는다.

사람에 따라서는 '단백질을 안 먹으면 되겠지.'라는 생각을 할지도 모르지만, 거듭 말했듯이 단백질은 몸을 만드는 데 꼭 필요한 요소다. 부족하면 세포를 다시 만들 수 없으므로 몸의 기능이 저하되면서 노화가 급격히 가속화된다.

'그러면 이제 데리야키를 못 먹는 건가?'라는 생각에 우울해하며 한숨을 쉬는 사람도 있을 것이다. 하지만 안심해도 된다. 4장의 마지막 부분에서 한 가지 해결 방법을 준비해 두었으니 꼭 참고가 됐으면 한다.

결론적으로 노화물질인 AGEs는 당이 원인이다.

활성산소를 포함한 유리기는 호흡만 해도 몸속에서 발생하므로, 완전히 제거하기는 정말 어렵다. 그에 반해 AGEs는 '당 끊기'만 실천해도 발생을 억제할 수 있다. 당 끊기 하나만으로 이미 수월하게 문제가 해결되는 것이다.

노화 방지를 위한
키워드는
AGEs이다.

콜라겐을 파괴해서
'노안'을 만들어 버리는
AGEs

AGEs(최종당화산물)의 영향을 무엇보다 가장 잘 받는 것은 몸속의 콜라겐이다. 콜라겐은 단백질의 일종이므로, 단백질이 포도당과 결합하면(당화 현상) 막대한 피해가 발생하리라는 것은 상상하기 어렵지 않을 것이다.

당화 현상이 일어나면 콜라겐 본래의 탄력성이 사라지고, 긴장감도 감소한다. 동시에 몸의 곳곳에 문제가 발생한다.

예를 들면 사람의 인상을 좌우하는 첫 번째는 피부인데, 피부 탄력을 지켜주는 콜라겐에 당화 현상이 일어나면 피부는 건조해져서 꺼칠꺼칠해지고 주름이 늘어난다. 또 팔자주름이 움푹 들어가고 피부가 쉽게 처져서 실제 나이보다 노안으로 보이기 십상이다. 20대로 되돌릴 수는 없겠지만 몸에서 당을 제거해서 AGEs를 발생시키지 않으면 젊음을 되찾고 유지할 수 있다.

머리부터 발끝까지 몸속을 순환하는 '혈관'과 관련해도 콜라겐은 중요하다. 혈관에 콜라겐이 충분히 들어 있으면 부드럽고 신축성 있는 혈관을 유지할 수 있다. 혈류에 맞춰 자유롭게 신축성을 발휘할 수 있으므로, 고혈압도 예방된다.

반면에 AGEs에 의해 콜라겐이 파괴되면 유연성과 탄력성을 잃고 혈관도 약해진다. 그러면 혈류가 나빠져서 혈전(혈관 속에 피가 굳어서 생긴 조그만 핏덩이)이 생길 가능성도 높아진다. 혈관 내벽에 AGEs가 쌓이면 동맥경화를 일으키고, 뇌경색과 심근경색을 초래하기도 쉽다.

피부와 혈관에 젊음을 되찾으려면
AGEs로부터 벗어나야 한다.

허리 통증과 무릎 통증, 운동기증후군을 예방하는 비결

노화는 다리와 허리에도 나타난다.

AGEs에 주의하지 않고 음식을 섭취하다 보면 노년이 된 어느 날, 약해진 다리나 허리로 인해 제대로 일어서지 못하거나, 작은 문턱에 걸려 넘어지거나, 또는 넘어질 때 몸을 제대로 가누지 못하고 골절되어 결국 걸어다니지도 못하고 누운 채로 지내야 하는 상황이 올지도 모른다. 누군가 곁에서 당신을 돌봐주어야만 생활이 가능한 상태가 될 수도 있는 것이다.

그런 사태를 예방하기 위해서라도 콜라겐을 파괴하는 AGEs의 발생을 억제해야 한다. 왜냐하면 콜라겐은 '뼈'와 '관절'에도 중요한 역할을 하기 때문이다. 의외로 알려져 있지 않은데, 뼈의 핵심을 형성하고 있는 것이 콜라겐섬유이며, 칼슘이나 미네랄 성분이 뼈에서 빠져나가지 않게 붙잡아 주는 '접착제' 기능을 하는 것도 콜라겐이다.

따라서 아무리 칼슘이나 미네랄을 보급해 주어도, 콜라겐이 부족하면 뼈의 강도가 약해져서 골다공증을 일으키는 것이다.

또 관절에서는 뼈와 뼈 사이를 연결하면서 쿠션 역할을 하는 연골의 약 50%가 콜라겐으로 이루어져 있기 때문에 콜라겐은 중요한 요소가 된다. 콜라겐이 있어야 관절을 부드럽게 움직일 수 있다. 만약콜라겐이 파괴되면 연골이 마모되고, 뼈와 뼈가 서로 부딪쳐 삐걱거리는 소리를 내며 통증을 유발할 것이다.

당을 끊는 식사를 하면 노화물질인 AGEs의 발생을 억제하는 것은 물론, 체지방을 줄여서 체중을 뺄 수도 있으므로 나이가 들면서발생하기 쉬운 허리 통증과 무릎 통증을 예방할 수 있다. 그리고 고령 여성에게 흔히 나타나는 변형성 무릎관절증 등으로 인해 생기는운동기증후군(locomotive syndrome, 관절이나 근육 등 운동 기능이 약화되는현상)의 예방도 가능하다.

당을 끊는 식사법에서 중요한 포인트인 '단백질 섭취'도 노화 예방에 없어서는 안 될 부분이다. 인간의 몸은 항상 신진대사를 반복하고 있기 때문에 새 세포를 만들기 위한 단백질이 부족하면 세포가퇴화하고 기능도 저하된다. 또한 면역력이 떨어져 노화가 촉진된다.

특히 나이를 먹으면 근육의 양이 줄고, 보행 능력도 떨어진다. 그런데도 "이제 나이가 들었으니까 고기는 먹을 필요가 없겠죠?" "칼로리가 높아서 육류는 안 돼요."라고 하는 사람들이 있다. 잘못된 정보에 휘둘려 육류를 비롯한 단백질 섭취를 충분히 하지 않으면, 최근 공포의 대상이 되고 있는 근육감소증(sarcopenia, 전신의 골격근과 근육의 양이 감소하는 증상)이 되기 쉽다.

고령화 사회를 오래 잘 극복하기 위해, 또 언제까지나 젊음을 유지하면서 누군가의 도움 없이도 노후 생활을 즐기기 위해 필요한 조건은 당 끊기라는 결론이 나온다.

자립할 수 있는
노후를 맞이하기 위한 열쇠는
당 끊기

AGEs가
알츠하이머병의
원인

최근 몇 년간 AGEs와 알츠하이머병의 관계가 분명해졌다.

일본에서 치매를 일으키는 원인 중 가장 큰 비율을 차지하는 알츠하이머병은 기억장애와 인지장애를 일으켜 사회생활에 지장을 초래하는 상태를 가져온다.

아직까지 불확실한 요소가 많고 자세한 메커니즘은 해명되지 않았지만, 뇌에 β-아밀로이드라고 부르는 단백질 성분의 노인성 반점이 생기고, 실 모양의 신경원섬유에 변화가 일어나는 등 신경세포에 장애를 일으키는 것으로 알려져 있다.

여기서 우리가 알아야 할 것은 AGEs가 뇌에 주는 영향이다. 뇌 속 단백질은 당화 작용에 따라 알츠하이머병의 원인 중 하나인 β-아밀로이드를 생성해 낸다. 이것이 노인성 반점을 만들고, 신경세포를 사멸시켜 알츠하이머병을 일으킨다. 알츠하이머병 환자의 뇌 단백질에는 당화 현상이 많이 일어난다는 보고는 수도 없이 많다.

AGEs는 알츠하이머병 외에 신경변성질환도 일으킨다고 한다.

예를 들면 손발이 떨리고 근육이 뻣뻣해지는 증상이 나타나는 파킨슨병이나, 신경세포를 파괴해서 치매를 초래하는 크로이츠펠트·야코프병(Creutzfeldt-Jakob disease)에도 AGEs가 관여한다고 알려져 있으며, 이와 관련된 연구가 계속되고 있다.

당 끊기를 하면
치매를 방지할 수 있다.

현명하게 사용하면
노화를 방지하는
'천연감미료'

일본인은 대체로 '달콤 짭짤한 맛'을 아주 좋아한다. 때로는 데리야키(생선 등에 소스를 발라 윤기 나게 구운 것)나 규동(소고기덮밥), 생선조림이 먹고 싶어 눈앞에 어른거릴 정도다.

이럴 때 활용하면 좋은 것이 혈당치를 상승시키지 않는 감미료다. AGEs를 생성시키지 않는 '노화되지 않는 감미료'를 사용해서 요리하면 된다. 지금까지 사용해 온 백설탕과 그래뉼러당(음료수, 통조림, 과자 제조에 쓰이는, 입자를 가장 작게 정제한 설탕), 벌꿀, 미림 등은 AGEs를 증가시키므로 피하는 것이 좋다.

그 대신 써야 할 감미료는, 가공하지 않은 천연 성분으로 몸에 잘 흡수되지 않는 성질을 가진 당알코올(당질 감미료로 분류되는 천연에도 존

〔도표 9〕 좋은 감미료, 나쁜 감미료

좋은 감미료	나쁜 감미료
라칸토 S, 에리스리톨, 나한과 엑기스, 스테비아, 감초, 아세설팜 칼륨	백설탕, 그래뉼러당, 흑설탕, 자라메 설탕(굵은 설탕), 삼온당(캐러멜 색소의 정제당), 와산본(고급 백설탕), 벌꿀, 과당 포도당 액당, 물엿, 환원물엿, 환원맥아당, 수크로스(사탕수수, 사탕무에 들어 있는 이당류), 미림, 소르비톨, 자일리톨, 트레할로스, 덱스트린, 환원전분당화물, 이성화당(포도당에 효소를 작용시켜 일부를 과당으로 변화시킨 당), 올리고당, 사과식초, 야채 엑기스

※ 참고 : 웹 페이지 〈Dr. Araki's LOWCARB FOODS〉

재하는 감미료) 같은 감미료다. 에리스리톨erythritol, 나한과羅漢果 엑기스, 스테비아stevia 등이 있으며, 가장 추천하고 싶은 것은 '라칸토 S'이다. 요리에 단맛을 첨가하고 싶을 때 사용하면 된다.

누군가를 위해 의미있는 일 해보기

질병과 노화를 예방해서 건강하게 장수하려면, 면역력을 강화하고 이를 유지하는 것이 중요하다. 면역력을 높이기 위해 추천하고 싶은 방법 중 한 가지는 '누군가를 위해 의미있는 일 해보기'다. 얼핏 아무런 관계가 없어 보이는 것 같지만, 실제로 면역력 강화에 상당한 효과가 있다.

이것을 실천할 때 기억해야 할 것은 보상을 기대하지 말아야 한다는 사실!

의미 있는 일을 할 상대로는 가족이나 친구도 좋지만, 회사 동료나 길에서 스친 완전히 처음 보는 사람이라도 상관없다. 이해득실을 떠나서 일단 순수하게 그 사람을 위해 무언가 도움을 주자. 그러면 주변으로부터 조금씩 좋은 평가를 받게 될 것이다. 그렇게 좋은 평가를 받기 시작하면 자신감이 생겨서 인생의 벽에 부딪히더라도 힘들고 괴로운 일도 극복할 수 있게 된다.

그러고 나면 자신에 대한 평가는 더 올라가서, 기분 좋은 삶을 살아갈 수 있다. 기분이 좋아지면 면역력도 저절로 올라가는 것이다.

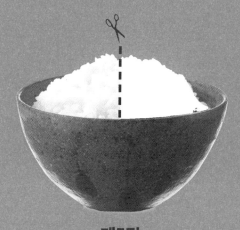

제5장

인생을 바꾸는
당 끊기 매뉴얼

당 끊기 3일이면
몸에 변화가 온다

지금부터는 당을 끊는 식사법의 구체적인 방법을 소개한다. 그 전에 먼저 한 가지 제안할 것이 있다. 일단 당 끊기를 시작하면 '3일 동안'은 열심히 계속할 것! 이유는 우리 몸의 사이클이 '3'을 기준으로 변하기 때문이다.

예를 들면 섭취한 당질이 체지방으로 변하는 것은 3일 후이다. 또 니코틴과 알코올로 인한 중독이 몸에서 빠져나가는 것도 3일 후이며, 조현병 환자의 증상이 사라지는 데 필요한 시간도 당질을 끊은 후 약 3일이다. 작심삼일이라는 말도 있지 않은가?

어떤 일을 습관화하기 위해서는 3주간의 시간이 필요하고, 일반적인 식사요법도 3개월을 목표로 평가하는 경우가 많다.

3일간 당 끊기를 계속하면, 배가 쏙 들어가고 체중이 내려가서 몸에 상당한 변화가 일어난다. 더불어 심경에도 변화가 일어나기 쉽다.

시험 삼아 3일간 당질을 끊은 다음, 다시 흰 쌀밥을 먹어 보면 몸이 물먹은 솜처럼 무겁게 느껴질 것이다(일부러 먹어볼 필요까지는 없지만). 3일 동안 몸에서 포도당이 빠져 나간 상태이므로 새로 섭취한 당질이 몸에 익숙하지 않게 되었다는 증거다.

일반적으로는 "조금씩 끊는 게 좋지 않을까요?", "갑자기 끊으려니 어려워요."라고 할지도 모른다. 물론 당 끊기를 조금씩 진행하는 것도 한 가지 방법이지만, 나는 단번에 끊기를 권한다.

알코올 중독의 경우를 생각해 보면 쉽게 이해할 수 있다. 아무리 애를 쓰며 금주를 하고 있다가도, 한 모금 마셔 버리면 원래대로 되돌아가서 모든 게 허사가 된다. 약물 중독을 생각해도 마찬가지다. 뇌 속에 쾌락물질이 조금이라도 분비되면, 즉 당질을 조금이라도 섭취하면 당질에 의한 중독성에서 영 빠져나오지 못하고 곧바로 원래의 식생활로 되돌아가기 쉽다.

따라서 당 끊기는 마음먹자마자 단번에 시작하는 것이 상책이다. 그러면 의외로 오랫동안 계속할 수 있다.

당 끊기를 시작할 때 또 한 가지 좋은 방법이 있다.

자신을 위해서 당 끊기를 하는 것이 아니라 '다른 사람을 위해서' 실천해 보는 것이다. 아내를 위해서, 아이들을 위해서, 노년에 이른 부모를 위해서, 라고 나에게 소중한 사람을 생각해 보자.

내가 병이 나면 돈과 시간이 들 뿐만 아니라 주변 사람들에게 정신적인 고통과 스트레스를 주게 될 것이다. 누구라도 소중한 사람에게 그런 고통을 주고 싶지는 않으리라. '다른 사람을 위해서'라는 생각만으로도 당 끊기를 계속할 의지가 강해질 수 있지 않을까.

단번에 끊는 것이
오래 계속할 수 있는 비결이다.

실천!
당을 끊는 식사법의
5가지 법칙

우선은 딱 3일만 식사와 운동을 병행해서 실시해 보는데, 당을 끊는 식사의 대원칙은 다음 5가지다.

- 간식과 디저트 끊기
- 밥과 빵, 면류는 먹지 않기
- 동물성 지질도 되도록이면 끊기
- 채소는 곁들이기 정도면 좋다!
- 과일은 먹지 않기

간식과 디저트는
몸에 부담만 줄 뿐이다

당 끊기에서는 당질이 듬뿍 들어 있는 과자와 케이크 섭취가 금지된다. '디저트 먹을 배는 따로 있다'며 배불러도 디저트를 꼭 먹겠다고 고집하는 사람이 있는데, 지금까지 말한 것처럼 달콤한 것이 먹고 싶어지는 이유는 당의 중독성 때문이다.

이제부터 당 끊기를 시작하면 그런 생각도 자연스레 사라질 것이다. 포테이토칩 같은 스낵이나, 쌀을 원료로 해서 만드는 센베이, 오카키(떡을 썰어 건조시켜 만든 쌀과자)도 당질이 잔뜩 들어 있으니 피하도록 한다.

또 간식은 인간의 소화 능력으로 봐도 권장할 것이 못된다.

예를 들면 12시에 점심을 먹고, 오후 3시에 간식을 먹었다고 치자.

소화 능력은 사람에 따라 다르지만 위 속에 들어 있는 음식물을 소화하기 위해서는 적어도 4~5시간이 걸린다. 오후 3시 시점에서 보면 위 속에는 12시에 먹은 것이 아직 소화되고 있는 중이므로 음식물이 남겨져 있는 상태다.

그런데도 오후 3시에 다시 새로운 음식물을 넣어 주면 우리의 위는 새로 들어온 것을 소화시키려고 애를 쓴다. 결국 12시에 먹은 음식물은 소화되지 않은 물질인 채로 위 속에 장시간 체류하게 되는 것이다. 이것들은 위 속에서 차츰 부패해서 독소를 발생시키고 몸에 악영향을 끼친다.

배부르게 먹었다면 다음 식사까지 배가 고플 리는 없다. 혹시 '배가 고파서 못 참겠다'는 생각이 들면 삶은 달걀이나 탄수화물이 없는 한천젤리, 소스를 뺀 두부국수(일본의 기분식품이라는 회사의 상품. 소스는 당질이 들어 있으므로 먹지 않는다) 등 당질 제로 식품을 고른다.

배가 허전해서 참기 힘들면
당질 제로 식품을 먹자.

'주식'이라는
개념을 없애 보자

밥과 빵, 면류를 먹지 않는 식사법은 우리에게 힘든 장애물경기 같은 것일 수도 있다. 예전부터 '주식'과 '반찬'이라는 개념으로 식사를 해왔기 때문이다.

하지만 이런 사고방식은 일본을 비롯한 몇 나라뿐이다. 서양 요리에는 전채 요리와 메인 요리라는 구분이 있을 뿐, 빵은 어디까지나 사이드 메뉴에 불과하다. 앞서 말한 대로 본디 육식동물인 인간이 탄수화물을 주식으로 하는 것은 기아를 견디기 위한 한 가지 방편이었다.

따라서 '주식'이라는 개념을 머릿속에서 지워버리자. 그 대신 식사 메뉴를 생각할 때 먼저 염두에 두어야 할 것은 단백질이다.

'육류를 먹을까?'

'생선을 메인 요리로 할까?'

'이맘때는 제철 꽁치가 맛있지.'

'오랜만에 양고기 샤브샤브를 먹어 볼까?'

이런 식으로 형편에 따라 동물성 단백질을 중심으로 메뉴를 생각하면 선택하기 좋을 것이다.

외식할 때도 이런 방식으로 선택하는 것이 좋다. 식당이나 메뉴를 선택할 때 단백질부터 생각해 보면 결정하기가 쉽다. 뒤에서 좀 더 자세히 소개하고 있으니 참고가 되었으면 한다.

추천하지 않는 메뉴는 밥, 빵, 우동, 국수, 라면, 소면, 스파게티, 마카로니, 미펀(멥쌀로 만든 중국 쌀국수), 당면 등 쌀이나 밀가루, 콩의 전분으로 만든 것들이다. 또 옥수수와 감자, 고구마 등의 뿌리채소류, 또 이런 것을 원료로 한 녹말과 콘스타치에도 당질이 엄청나게 들어 있으니 주의하기 바란다.

식사 메뉴를 생각할 때
'메인 요리는 어떻게 할까?'라는
생각으로 시작해 보자.

육류는 '살코기'가 기본이다

육류의 동물성 단백질은 많이 먹으면 좋지만, 육류의 지방산은 인간의 몸속에서 합성할 수 있는 것이 많아서 그다지 필요하지 않다. 반드시 섭취해야 할 것은 육류에 들어 있는 필수아미노산, 즉 동물성 단백질이다.

필수아미노산을 효율적으로 섭취하기 위해 이용해야 할 것이 육류의 살코기다. 소고기는 등심보다 넓적다리살과 안심, 돼지고기는 삼겹살보다 등심이나 안심이라는 말도 있듯이, 기름기가 적은 부위를 고르는 것이 좋다.

소위 고급으로 분류되는 차돌박이 같은 고기는 당 끊기에는 적합하지 않다. 지방의 함유량이 많고, 단백질의 함유량은 일반적인 살코

〔도표 10〕 육류에서 지방이 적은 부위와 많은 부위

지방이 적은 부위		지방이 많은 부위	
닭 가슴옆살	100kcal	우삼겹	517kcal
닭 가슴살(껍질 제거)	108kcal	소 등심	498kcal
닭 가슴살(껍질 부착)	190kcal	소 갈비	468kcal
돼지 안심	115kcal	소 목심	411kcal
돼지 뒷다리살	130kcal	베이컨	405kcal
소 안심	133kcal	돼지 삼겹살	386kcal
소 넓적다리살	140kcal	오리	333kcal
양 허벅지살	217kcal	소 어깨살	286kcal
양 등심	227kcal	돼지 등심	263kcal
		돼지 목심	253kcal

출처 : 일본 식품표준성분표 2010

기의 반 이하밖에 되지 않기 때문이다.

또 육류는 가능한 한 단순하게 조리하는 것이 바람직하다.

내가 자주 이용하는 방법은 양고기를 얇게 썰어서 샤브샤브를 하거나, 돼지 등심을 올리브오일로 살짝 볶는 요리법이다. 이때 소금이나 다른 조미료를 넣지 않아도 고기 원래의 맛과 간으로도 충분히 맛을 낼 수 있다.

육류와 마찬가지로 반드시 섭취해야 하는 것이 해산물이다.

해산물 중 특히 청어에는 EPA(에이코사펜타엔산), DHA(도코사헥사엔산) 같은 우수한 지방산이 풍부하게 들어 있다. 이들은 다른 지방산과 마찬가지로 세포막과 적혈구의 재료가 될 뿐만 아니라, 혈액을 맑게 해주고 뇌세포의 활성화를 도와주는 기능성 식품으로 주목을 받고 있다. 조개류와 갑각류 등도 건강하고 다양한 영양소가 들어 있는 식품이므로 많이 활용하기 바란다.

해산물은
청어를 위주로 섭취하자.

채소에도
당질이
들어 있다고?

일반 건강 서적과는 의견이 조금 다른데, 당 끊기에서 채소류는 권장 식품이 아니다. 왜냐하면 어떤 채소에는 당질이 많이 들어 있기 때문이다.

'건강을 위해서'라는 생각에 채소를 지나치게 많이 먹게 되면 체지방이 증가하고 여러 가지 질병과 노화를 초래하기 쉽다.

예를 들면 당근, 우엉, 연근 등의 '뿌리채소류'는 당질의 보고寶庫이다. 당근을 익히면 달콤한 맛이 나는데, 탄수화물을 함유하고 있다는 증거라고 할 수 있다. 또 양파와 대파 등의 파류와 토마토, 호박과 같은 황색에서 적색의 온색계 채소도 당도가 높다.

당질이 적은 것은 아보카도와 콩나물, 새싹류의 채소 정도다. 허브류도 소량이라면 괜찮다. 또 시금치, 고마쓰나(배추 모양의 채소), 부추의 푸른 잎에는 당질이 비교적 적은 편이므로 먹어도 된다(도표 14 참조).

채소류가 권장 식품이 아니라고 하면 비타민과 미네랄이 부족하지 않을까 걱정하는 사람들이 많다. 뒤에 자세히 설명하겠지만, 이런 영양소를 효율적으로 섭취하려면 육류와 생선을 평소에 계속적으로 먹어두는 편이 훨씬 바람직하며, 그렇게 하면 굳이 채소로 섭취하지 않아도 되므로 걱정할 필요는 없다.

다만 식이섬유는 우리 몸에 꼭 필요한 필수 성분이다. 장내 환경을 조절하기 위해서도, 착한 균이 우위에 있는 상태를 만들기 위해서도 반드시 섭취해 두어야 한다.

권장 식품으로는 미역과 다시마, 큰실말, 김, 톳과 같은 해조류, 송이버섯과 팽이버섯, 잎새버섯 등의 버섯류, 그리고 밀 겉껍질인 밀기울도 이용 가치가 높은 식재료이다. 요즘은 밀가루 대신 밀기울을 재료로 해서 빵을 만들기도 하므로 시도해 보는 것도 재미있을 것이다.

건강한 생활을 위해
채소를 듬뿍 섭취할 필요는 없다.

과일에는
체지방으로 변하기 쉬운
'과당'이 듬뿍 들어 있다

탄수화물과 설탕에 들어 있는 포도당과는 달리 과일에 들어 있는 것은 당糖 성분 중에서도 가장 단맛을 내는 '과당'이며, 중성지방으로 변하기 쉬운 성질을 가지고 있다. 다이어트 중인 여성이 흔히 "아침에는 과일만 먹어요.""간식은 건강을 위해서 과일을 먹고 있죠." 라는 말을 하는데, 확실하게 말하자면 과일은 오히려 다이어트에 역효과를 가져올 뿐이다. 과일을 과다 섭취하면 비만을 불러오기 때문이다.

이런 중요한 사실을 알려줘도 당장에는 믿지 못할 수도 있다. 예를 들면 사과 한 개(250g) 속에는 약 33g의 당질이 들어 있다. 한 개에 4g인 각설탕으로 환산하면, 사과 한 개를 먹으면 8개 이상의 각설탕을

[도표 11] 과일에 들어 있는 당질의 양

과일	양(기준)	당질의 양
사과	1개	32.8g
그레이프프루트	1개	18.9g
바나나	1개	19.3g
복숭아	1개	15.1g
귤	1개	8.2g
딸기	1개	1.1g
아보카도	1개	1.3g
포도	1송이	19.8g
메론	1개	15.7g
수박	1개	138g
키위	1개	9.4g
말린 과일	**양(기준)**	**당질의 양**
건포도	100g	76.6g
건살구	100g	60.6g
건무화과	100g	65.2g

출처 : 일본 식품표준성분표 2010

먹은 셈이 된다. 바나나 한 개(90g)에는 약 19g, 그레이프프루트(귤 모양의 과일) 한 개(210g)에는 18g 정도의 당질이 들어 있다.

더욱이 과당은 체지방으로 쉽게 변하기 때문에 과일이 다른 탄수화물 식품보다 훨씬 무서운 존재라는 사실을 잊지 말아야 한다. 최근에는 높은 당도를 자랑하며 이 점을 홍보하는 과일도 많이 유통되고 있으니 현혹되지 않도록 특히 조심해야 한다.

안타깝게도 말린 과일도 조심해야 할 식품이다. 건조시키면 당질이 응축되어 신선한 과일보다 더 피해야 할 대상이 된다.

과일은 되도록이면
먹지 않는 것이 좋다.

육류와 생선을 잘 먹으면
비타민과 미네랄은
부족하지 않다

여러분들은 채소와 과일을 먹지 않으면 '비타민과 미네랄이 부족하지 않을까?'라는 걱정을 할 것이다. 대답은 천만의 말씀이다. 육류와 생선, 달걀 등의 동물성 단백질에는 비타민과 미네랄 성분도 함께 들어 있기 때문에 채소나 과일보다 영양소를 더 균형 있게 섭취할 수 있다.

예를 들면 활성산소를 제거하고, 피부와 점막의 신진대사에 필수적인 비타민 A는 장어나 은대구 등의 생선에 많이 들어 있다. 그리고 당질의 에너지 대사에 필요한 비타민 B_1은 돼지고기와 장어에, 단백질 에너지대사와 간 기능을 향상시켜 주는 비타민 B_{12}는 쇠간과 굴, 대합에 풍부하게 들어 있다.

〔도표 12〕육류와 어류에도 충분히 들어 있는 비타민과 미네랄

비타민 A	장어, 은대구, 어육류의 간
비타민 B_1	돼지고기, 장어
비타민 B_6	연어, 정어리, 참치, 고등어, 닭고기
비타민 B_{12}	정어리, 꽁치, 쇠간, 굴, 대합
비타민 D	참치, 정어리, 가다랑어, 꽁치, 고등어, 방어
비타민 E	장어, 전갱이, 은어, 정어리
아연	굴, 게, 명란, 소고기
철분	간, 조개류

출처 : 일본 식품표준성분표 2010

중요한 점은 다양한 종류의 동물성 단백질을 섭취해야 한다는 것이다.

비타민 C는
보충제 섭취가
필요하다

당을 끊는 식사법에서 부족하기 쉬운 영양소가 있다면 그것은 비타민 C이다.

비타민 C는 항산화 작용이 강해서 각종 질병의 원흉이 되는 활성산소 퇴치에 뛰어난 작용을 한다. 면역력을 증진시켜 주고 콜라겐 합성에도 필수적이므로, 꼭 섭취해야 할 영양소이다.

그러나 비타민 C 함유량이 높은 채소와 과일은 당질이 지나치게 많이 들어 있어 위험 요소가 많다.

따라서 보충제 섭취를 권장한다. 보충제를 이용하면 언제 어디서라도 가볍게 비타민 C를 섭취할 수 있는 것이 장점이다. 다만 보충제를 선택할 때에는 주의해야 할 점이 있다. 의약품과 마찬가지로 농도가 짙고 체내에서도 효율적이며 소화 흡수가 잘되는 것을 선택하는 것이 좋지만, 시중에는 너무 많은 종류의 제품이 판매되고 있어 어떤 것이 좋은지 구별하기가 쉽지 않다. 그중에는 제조 과정에서 비타민 C가 손실되어 거의 남아 있지 않는 것도 있기 때문에 선택할 때 주의해야 한다.

특정하게 기준을 정하기는 어렵지만 한 가지 중요한 점은 '가격이 너무 싼 것'은 선택하지 않는 것이 좋다. 비쌀수록 효과가 있다는 말은 아니고 좋은 보충제를 만드는 데 그만큼 경비가 든다는 뜻이다. 비타민 C를 저렴한 가격으로 판매하기란 현실적으로 어렵기 때문이다.

우리 병원에서는 초고농도의 비타민 C 정맥주사를 시행하고 있다. 치료 목적뿐만 아니라 감기 예방과 체력 증강, 건강 유지를 목적으로 정기적으로 비타민 C 정맥주사를 맞는 사람도 있다. 나도 일주일에 한 번은 맞고 있는데, 그 덕분에 아주 상쾌하고 즐거운 하루하루를 보내고 있다.

흡수율이 높은
비타민 C 보충제를
선택하는 것이 좋다.

당 끊기를 하려면
'소화력'이 필요하다

'1일 3식을 규칙적으로 먹는 게 좋다.'

'식욕이 없어도 건강을 위해서는 뭐라도 먹어야 한다.'

이런 말들이 당연한 듯이 사용되고 있다. 입원한 경험이 있는 사람은 알겠지만, 환자가 되면 간호사에게 병원 식사를 제대로 하고 있는지 체크 받고, 혹시 식사를 남겼다고 말하면 "그러면 병이 잘 안 나아요."라는 말을 듣게 된다.

식사하는 것 자체가 중요한 것은 사실이다. 하지만 먹고 싶지 않을 때에도 먹을 필요는 없다고 생각한다. 몸이 받아들일 수 없을 때 무리하게 먹는다고 해서 제대로 소화가 될 리가 없다. 소화력이 떨어진 상태에서는 식사를 해도 아무런 의미가 없기 때문이다.

여기서 소화력이란, 먹은 음식을 제대로 위에서 소화해서 소장과 대장에서 흡수한 다음 그 영양 성분을 몸이 필요로 하는 대사 물질로 바꾸는 것을 말한다.

예를 들면 육류는 그대로인 상태로는 몸속에서 이용할 수가 없다. 아미노산으로 분해돼야 비로소 이용할 수 있는 것이다. 이와 같이 영양소를 이용 가능한 성분으로 변환시켜 심신을 만들고, 심신이 제 기능을 완수할 수 있도록 돕는 것을 소화력이라고 한다. 소화력이 떨어지면 모처럼 섭취한 영양소가 쓸데없는 것이 돼 버리고, 더군다나 소화되지 않은 물질은 독소를 발생시켜 몸 기능을 저하시키고 만다.

'음식물의 소화력'이 떨어지면 마찬가지로 '정보의 소화력'도 저하된다. 음식물의 소화력이 떨어진 상태에서 식사를 하면 몸이 나른해진다. 그럴 경우 어떤 문제가 발생하면, 정보를 제대로 이해하지 못해 쉽게 짜증을 내고 예민한 상태가 된다. 그러다가 차츰 정신 활동도 활발하지 못하게 된다.

식욕이 없을 때는
무리하게 먹을 필요가 없다.

당 끊기에 필요한 새로운 상식들

앞에서 채소는 굳이 섭취하지 않아도 되고 과일은 피하라고 한 것처럼, 당 끊기 관점에서 보면 독자 여러분들이 지금까지 상식이라고 여겼던 것들이 반드시 맞는 말은 아니라는 것을 이제 알 것이다.

이제 당 끊기를 실천할 때 활용하길 바라는 상식에 대해 설명하겠다.

두부는 OK, 두유와 비지는 No

콩은 건강 식재료로서 특히 여성에게 인기가 있어 '밭에서 나는 고기'라고 일컬어질 정도로 질 좋은 단백질이 풍부하게 들어 있다. 하지만 콩의 약 65%가 전분이기 때문에 무작정 먹으면 살이 찌기

쉽다. 우리에게 친숙한 콩 제품이라도 먹으면 좋은 것과 나쁜 것이
있다.

○ 좋은 것 : **두부**, **된장**(발효된 것), **고야두부**(얼린 두부를 말린 것)

✕ 나쁜 것 : **두유**, **낫토**, **백된장**(흰콩과 쌀로 쑨 메주로 만듦), **적된장**(보리메주를 섞어 만
듦), **비지**

두부는 당을 끊는 식사법에 아주 적합한 식품이다. 사용하기에도
편리하고 다양한 요리를 만들 수 있어 아주 좋다. 당질 함유량도 목
면두부는 100g 중 1.2g, 연두부는 1.7g 정도로 적은 편이므로, 항상
준비해 두고 활용하기 바란다.

발효가 진행된 된장은 콩단백질(이소플라빈)이 당류와 결합된 배당
체로 존재하던 것이 발효 과정에서 당이 떨어진 아글리콘aglycone
형태로 변화하기 때문에 당을 끊는 식사법에서 권장하는 식품이다.

그리고 두유와 비지는 먹어서는 안 된다.

두부를 만드는 과정에서 콩에 들어 있는 당질은 거의 빠져나가는
데, 빠져나가기에 앞서 만들어지는 두유와 비지에는 콩의 당질이 그
대로 남아 있기 때문이다.

달걀은 무적의 완전식품, 하루 3~4개를 먹어도 문제없다
달걀은 영양 균형이 잘 잡힌 완전영양식품이다. 양질의 단백질 보

고이며, 모든 필수아미노산이 함유된 우수한 식품이다. 게다가 탄수화물 함유량은 달걀 한 개에 0.2g으로 아주 적다.

유전자를 구성하는 물질이며 노화나 암 예방에 효과적인 핵산과 뇌세포 활성화와 치매의 예방과 개선에 효과적인 콜린choline이라는 영양소도 들어 있다.

흔히 달걀이라고 하면 콜레스테롤을 염려하는데, 달걀을 하루에 3~4개 먹었다고 해서 콜레스테롤 수치가 상승하지는 않는다. 앞서 3장에서 설명했듯이 혈액 속 대부분의 콜레스테롤은 간에서 각종 호르몬 등으로 합성되기 때문에, 음식물 섭취로는 거의 영향을 받지 않는다. 더욱이 콜레스테롤 수치가 높으면 건강한 생활을 유지할 수 있다는 사실도 최근의 연구에서 밝혀졌다. 정상 세포를 강하게 만들어 줄 수 있기 때문이다. 결국 달걀의 콜레스테롤이 아무런 문제가 되지 않는다는 뜻이다.

혹시 당 끊기를 할 때 간식이 생각난다면 삶은 달걀을 적극 권하고 싶다. 간편하고 건강에도 좋으며 배도 든든해지기 때문에 세 박자를 모두 갖춘 최고의 식품이다.

유제품은 선택 방법이 중요

우유는 달걀과 마찬가지로 양질의 단백질을 손쉽게 얻을 수 있는 식품이다. 게다가 흡수성이 우수한 칼슘이 풍부하게 들어 있는 것도 매력이라고 할 수 있다.

다만 우유에는 유당이 함유되어 있기 때문에 우유의 제조 공정에서 성분을 조정하지 않은 것을 선택하고, 하루에 $200ml$를 기준으로 해서 마셔야 한다(암 치료에는 철저하게 당을 제거한 우유를 마시게 하므로, 이때는 우유를 삼가는 것이 좋을지도 모른다).

저지방우유와 무지방우유 등의 가공 우유에는 유당이 과잉으로 들어 있는 것도 있다. 또 탈지우유는 보통 우유보다 당분이 농축되어 있으므로 피하는 것이 좋다.

치즈는 '생우유와 소금'만을 원료로 한 '딱딱한' 형태의 자연 치즈 natural cheese를 선택하기 바란다. 첨가물이 들어간 가공 치즈와 발효 시간이 짧고 당분이 많이 남아 있는 코티지치즈cottage cheese는 가능하면 피하는 것이 좋다.

그리고 요구르트는 플레인 요구르트가 좋다. 단맛이 가미되거나 과일이 들어 있는 요구르트에는 당질이 너무 많이 들어 있어 좋지 않다.

그런데 유제품은 몸에 좋다고 해도 지나치게 많이 먹으면 안 된다. 하루에 치즈나 요구르트, 우유 중 어느 하나만 먹는 것이 좋다.

블랙커피에도 탄수화물이 듬뿍 들어 있다

직장인들 중에서 '캔커피 비만증'이 나타나는 사람들을 많이 볼 수 있다. 캔커피에는 당질이 엄청나게 많이 들어 있기 때문에 마시지 않는 것이 좋다.

그렇지만 "설탕을 넣지 않은 아메리카노는 괜찮죠?" "인스턴트 커피에서 설탕과 프림을 빼면 될까요?" "드립 커피는 문제가 없을 거야." 하고 생각하는 사람이 있을 것이다. 미안한 말이지만 모두 바람직하지 않다. 왜냐하면 식물의 열매와 잎을 갈아 으깨면 전분이 그대로 드러난 상태로 추출되고, 그걸 마시면 당질이 그대로 몸속으로 들어가 버린다.

마찬가지로 차의 잎을 갈아 으깨서 만드는 말차抹茶에도 당질이 듬뿍 들어 있다.

또한 스포츠 드링크와 같은 청량음료수는 아무리 '저칼로리'라고 선전해도 역시 당분이 만만찮게 들어 있기 때문에 마시지 않는 것이 좋다.

음료로는 찻잎을 그대로 우려낸 녹차라든가 발효된 홍차, 우롱차, 그리고 물과 백비탕이 좋다.

채소 주스는 '독'이다

'채소 섭취가 부족해서'라거나 '건강유지 목적으로'라며 채소 주스를 마시는 사람이 많은데, 채소에는 당분이 많이 들어 있기 때문에 역시 권장할 수 없다.

풍부한 맛을 내기 위해서 당도가 높은 당근이나 토마토를 많이 넣거나 때로는 마시기 쉽도록 사과나 오렌지 같은 과일을 섞는 경우도 있기 때문에 더욱 위험성이 커져 버린다.

게다가 믹서로 갈아 으깨면 당질이 흡수되기 쉬운 상태가 된다. 채소를 그대로 먹는 것보다 질적으로 더 나쁜 방법이 채소 주스를 만들어 먹는 것이다.

첨가물 없는 '진짜' 맥주는 마셔도 된다

당 끊기를 하더라도 '진짜 맥주'는 마셔도 상관이 없다.

진짜 맥주란 맥아와 홉만을 원재료로 해서 만들어진 맥주를 말한다. 시중에는 쌀과 콘스타치 같은 부원료를 사용하는 종류의 맥주도 많이 판매되고 있는데 이런 맥주야말로 절대 삼가야 한다. 유감스럽게도 가격이 저렴한 발포주는 부원료를 사용하므로 최대한 피해야 한다(일본 주세법에 따라 발포주는 맥주와는 구별되며, 옥수수, 콩, 밀을 섞어 만들거나 맥아를 전혀 넣지 않고 다른 곡물만으로 만들기도 한다).

물론 달콤한 칵테일이나 소주에 탄산수를 탄 음료('츄하이'라고 부른다)에도 당질이 과하게 들어 있다. 요즘은 '당질 제로'를 외치는 술도 많이 판매되고 있으니, 이런 다양한 주류들을 현명하게 이용하는 것이 좋다.

원래 알코올 발효는 당이 분해되면서 진행된다. 알코올 도수가 높을수록 당질 함량이 낮으므로, 술을 마시고 싶다면 쌀을 발효시킨 사케나 와인 같은 양조주보다 소주나 위스키, 진, 보드카 같은 증류주가 바람직하다.

건강식으로 알려진 '현미'는 먹어도 될까

"정제된 백미는 혈당치를 급격하게 상승시키기 때문에 먹어선 안 되고, 현미는 식이섬유가 많이 함유돼 있어 혈당치를 천천히 상승시키기 때문에 먹어도 된다."

이런 말을 들어본 적이 많을 것이다. 과연 그럴까?

현미는 도정 과정을 거치지 않아 겨와 배아가 붙어 있기 때문에 혈당치를 급격하게 상승시키지 않는 것이 맞다. 하지만 백미든 현미든 당질 함유량은 같으므로 당을 끊는 식사법의 기준에서 본다면 구별하는 의미가 없다.

백미와 마찬가지로 현미도 결국 체지방의 원료가 될 가능성이 높다.

만약 공황장애처럼 혈당치의 급격한 변동이 원인이 되는 질병의 예방과 개선을 목적으로 한다면 백미가 아니라 현미를 섭취하면 효과가 있을지도 모른다. 하지만 다이어트와 노화, 그 밖의 질병 예방을 목적으로 한다면 현미를 먹는 것은 백미와 마찬가지로 위험한 선택이라고 말할 수 있다.

가공식품과 조미료에는 당질과 첨가물이 가득 들어 있다

동물성 단백질을 적극적으로 섭취할 필요는 있지만, 육류 가공식품을 선택할 때는 주의해야 할 점이 있다.

돼지고기를 원료로 해서 만드는 햄이나 소시지, 베이컨 제조에는 대개 설탕이나 물엿, 포도당, 과당이 사용된다. 또 흰살 생선을 원료

품명	○ ○ 조미료
원재료명	채소 · 과일(토마토, 사과, 당근, 양파), 양조식초, 당류(포도당 액상과당, 설탕), 식염, 향신료, 전분, 효모 진액
내용물 함량	300ml

※ 위 상품 패키지의 밑줄 친 부분은 당질

영양성분 : ○ 큰술	
열량	91kcal
단백질	2.1g
탄수화물	11.8g
식이섬유	3.2g
나트륨	22.5mg

※ '당질' 아니라 '탄수화물'로 표기되어 있을 경우의 계산 : 탄수화물 – 식이섬유 = 당질*
* 일반적으로 탄수화물과 당질은 같은 의미로 쓰이기도 하지만, 사실 탄수화물에는 단당류, 이당류, 다당류 등 소화성 당류(=당질)와 비소화성 당류인 식이섬유가 포함되어 있다. 여기서 우리가 섭취하지 말아야 할 것은 소화성 당류(=당질)이다.

로 해서 만드는 각종 어묵 제품에도 마찬가지로 전분과 참마, 설탕이 사용되므로 주의해야 한다.

조미료에도 함정이 있다. 예를 들면 폰즈 소스(생선 지리를 찍어먹을 때 사용하는 식초 성분의 소스)의 경우 유자를 사용한다고 생각하기 쉽지만, 실제로는 달콤한 온주밀감 주스를 사용하는 것도 있다(온주밀감은 가고시마 현에서 많이 재배하는 감귤의 품종).

또 마요네즈에는 '양조식초'를 사용한다고 하면서도 자세히 들여

다보면 작은 글자로 '사과가 들어 있음'이라고 표기돼 있기도 하고, 집에서 편리하게 국수 국물로 사용하는 '장국'과 소스로 사용하는 '드레싱'에도 다양한 감미가 첨가된다.

보존료와 착색료 등 첨가물에도 주의해야 하므로, 식품을 선택할 때는 라벨을 체크하면서 고르는 습관을 가지는 것이 좋다.

탄수화물의 대용식, 아미노 라이스와 밀기울 빵

당을 끊는 식사법의 제1인자인 '수코 클리닉'의 아라키 유타카 원장은 이 식사법을 진행하면서도 먹을 수 있는 빵과 밥을 고안해 냈다.

우선 밥을 대신하는 것이 '아미노 라이스'라는 것인데, 만드는 법은 간단하다.

① 두부 한 모를 30분 정도 누름돌로 눌러서 물기를 충분히 뺀다.
② 성긴 체에 걸러 점성이 있는 입자로 만든다.

이렇게 만든 것을 쌀 대신 이용한다. 예를 들면 아미노 라이스에 구운 고기를 올리면 덮밥이 되고, 연어를 넣어 볶으면 볶음밥으로도 즐길 수 있다.

밥과는 식감이 다르지만 포만감도 충분하고 만들기 편해서 배도 채우고 만족감도 채울 수 있다.

그리고 밀가루가 주 원료인 빵의 대용품으로 개발된 것이 밀기울 빵이다. '밀기울'이란 밀에서 밀가루를 제외하고 남은 밀 껍질을 말하는데 단백질은 풍부하고, 당질 함유량은 100g당 0.5g 이하로 낮은 편이다. 또 식이섬유와 비타민, 미네랄도 풍부하게 들어 있다. 다만, 밀기울 빵을 가정에서 만들기는 어려울 수도 있다.

아라키 원장의 밀기울 빵은 특허제조법에 따라 업계 최초로 '당질 제로(0)'를 실현한 상품이다. 수코崇高 클리닉 홈페이지(http://www.suko-clinic.jp)를 참고로 살펴봐도 좋다.

밀기울 빵은 중간에 햄과 달걀을 끼워서 샌드위치로 만들기도 하고, 구운 치킨을 끼워서 햄버거로 만들기도 하는 등 보통의 빵과 같은 방법으로 이용할 수 있는 것도 매력이다.

밥이나 빵의 대용품을
이용하면 효과적이다.

밖에서 식사할 때가
가장 큰 위기의 순간

당 끊기를 실행할 때 의외로 어려운 것이 외식이다. 고민이 된다면 식당 선택 요령과 요리를 주문할 때 포인트가 되는 점을 소개하니 참고가 되었으면 한다.

이탈리아 요리 & 프랑스 요리

해산물이나 육류를 주로 올리브오일만 사용해서 간단하게 만드는 이탈리아 요리는 당을 끊는 식사법에 적합하다. 하지만 밀가루로 만든 빵이나 파스타는 당질이 많으므로 피해야 한다.

마찬가지로 프랑스 요리도 당 끊기를 할 때 적합하다. 스테이크와 생선 소테(sauté, 버터를 발라 살짝 튀긴 고기), 그리고 숙성된 치즈 제품은 먹어도 된다. 다만 레드와인은 당질이 들어 있으므로 너무 마시지 않도록 주의한다.

중국 요리 & 대만 요리

새우튀김, 오징어무침, 부추와 달걀볶음, 돼지간 간장조림 등 다양한 요리를 즐길 수 있는 점이 중국 요리와 대만 요리의 매력이다.

하지만 절대 금해야 할 요리가 있다.

라면과 볶음밥, 밀가루로 외피를 만드는 교자와 샤오룽바오(작은 대나무 찜통에 쪄낸 중국식 만두), 달콤짭짤한 맛의 북경오리, 콘스타치(옥수수 전분)나 녹말가루로 만드는 중국요리 특유의 걸쭉한 소스는 입맛이 당기더라도 무조건 피해야 한다.

직화구이 & 닭 꼬치

구워 먹는 고기 요리도 권장한다. 숯불구이를 하면 불필요한 기름은 떨어져서 제거되기 때문에 양질의 단백질을 섭취할 수 있다. 달콤짭짤한 소스는 사용하지 말고 소금구이를 해서 고기 본연의 맛을 즐겨 보자. 계란국과 미역국은 권장 식품이며, 상추 등의 잎채소는 적당량 먹으면 괜찮다.

당 끊기를 할 때 가까이 두고 먹으면 좋은 것이 닭꼬치인데, 소스를 바르는 것보다 소금구이를 해서 먹으면 건강은 물론 새로운 맛도 느낄 수 있다.

일식

일식 정식이 나오는 식당에 가면 회나 생선구이, 돼지고기 생강구이 등 단백질이 풍부한 요리를 고른다. 주문할 때 미리 "밥은 빼 주세요."라고 단호하게 외쳐보자. 밥을 남기기보다는 아예 주문에서 제외하는 것이 낫지 않을까.

의외라고 생각할지도 모르지만 내가 추천하고 싶은 곳은 술집이다. 좋아하는 것을 원하는 대로 주문할 수 있고, 메뉴가 다양한 것도 매력적이다. 육류 요리는 소고기 다타키(소고기를 표면만 살짝 익힌 것)와 소금구이, 해산물은 생선회를 비롯해 생선구이, 조개찜(술을 뿌려서 찐 것), 가리비와 오징어 등 다채롭게 준비되어 있다.

고로케와 튀김, 가라아게(밀가루나 녹밀가루만 묻혀 튀긴 것) 등 튀김옷을 입힌 것은 밀가루와 빵가루를 사용하므로 당질을 과다 섭취할 수 있다. 소량이라면 그냥 먹어도 별 영향이 없겠지만, 많이 먹을 때는 튀김옷을 제거하고 먹어야 한다.

샤브샤브, 닭백숙 등 끓이면서 먹는 국물 요리도 권장식품이다.

밀가루 반죽으로 만든 오코노미야키, 흰쌀밥이 주재료인 초밥, 돈가스 덮밥이나 닭고기달걀덮밥처럼 밥을 가득 담아주는 덮밥, 그리고 달콤짭짤한 장어와 스키야키(소고기나 닭고기, 설탕, 두부, 파 등이 들어간 전골)는 피해야 한다.

요즘은 당 끊기 요리가 나오는 식당도 있으니, 단골 음식점을 만들어 두는 것도 좋은 방법이다. 몇 번 다니다 보면 내 기호를 이해해 주기도 하고, 특별한 당 끊기 메뉴를 만들어 주는 경우도 있다.

단골 음식점을
만들어 두는 것도 좋은 방법이다.

효과를 극대화시키는 플러스 알파, 유산소 운동

식사 외에 당 끊기 효과를 보다 효율적으로 얻기 위해서는 운동을 병행하는 것이 좋다. 체지방을 줄이기 위해서 당질이 많은 음식 끊기, 에너지 소비량이 가장 많은 근육 단련하기, 지방이 쌓이지 않는 몸 만들기, 이 세 가지가 가장 효과적이기 때문이다.

어떤 의미에서 운동은 건강한 삶에 필수 경비라고 할 수 있다.

실천 사항은 3가지, 스트레칭, 근육 트레이닝, 유산소 운동이다.

스트레칭이나 근육 트레이닝은 체력이나 체격에 개인 차가 있으므로 각자 알맞은 방법을 선택해서 실천해야 하겠지만, 체지방을 효과적으로 줄일 수 있는 유산소 운동을 할 때는 누구에게나 공통으로 적용되는 기준이 있다.

① 맥박수 90으로 10분간 걸어서 워밍업을 한다.

② '유산소 운동 영역의 맥박수'로 20분 이상 달린다.

③ 맥박수 90으로 10분간 걸어서 젖산을 배출함으로써 근육통을 예방한다.

이때 중요한 것은 맥박수이다. 운동의 시작과 끝 부분에는 맥박수 90으로 걷는 것이 요령이며, 운동 시작 10분 후부터 유산소 운동 영역의 맥박수로 달리면 비로소 지방이 연소되어 에너지로 이용된다. 그 이상의 맥박수로 달린다 해도 포도당만 연소될 뿐 축적된 체지방을 태우는 효과는 얻기 힘들다.

포도당은 3일 후에는 중성지방으로 전환되어 지방세포에 축적되기 때문에 몸속에 있는 포도당의 양은 그다지 많지 않다. 따라서 포도당을 연소시키는 운동방법으로는 단순히 땀을 흘려 수분을 배출하는 것뿐이고 지치기만 할 뿐, 지방은 전혀 연소되지 않는다.

나이에 따른 유산소 운동 영역의 맥박수는 3장에서 설명했듯이, 최대심박수(220 - 나이)의 70~80%로 계산한다.

예를 들어 52세인 나의 경우, 유산소 운동 영역의 맥박수가 약 130이다. 이 맥박수로 30분~1시간 달리는 방법으로 운동하고 있다.

유산소 운동은 1주일에 2회 이상 실시하는데 매일 해도 좋다. 그러나 근육 트레이닝은 1주일에 2회 정도가 가장 적당하다. 이것을 3개월간 계속하면 체지방이 줄어들 뿐만 아니라 손끝이나 발끝 등의 말초 모세혈관이 20배 이상 증가한다. 혈액이 산소와 영양분을 운반하기 쉬워져서 빈혈이 예방되고 냉증도 개선된다. 따라서 면역력도 높일 수 있다.

맥박측정기로는 하트 미터(F-RUN 제품), 하트 트레이너(고나미 스포츠 제품) 등 판매되고 있는 것이 많으므로 참고하기 바란다.

그런데 유산소 운동에는 한 가지 더 의미 있는 효과가 있다. 바로 '스트레스 해소' 효과다. 유산소 운동을 시작하고 시간이 조금 지나면, 뇌 속의 시상하부와 뇌하수체에서 마약의 일종인 엔도르핀이 분비된다. 당질을 섭취할 때 뇌 속에서 분비되는 호르몬과 같다. 유산소 운동을 함으로써 쾌락물질이 분비된다면 당질에 대한 욕구도 조금은 억제될 수 있지 않을까.

유산소 운동을 할 때는 단순 동작을 반복하기 때문에 그 시간 동안에는 전혀 다른 생각을 하지 않고 몰두할 수가 있다. 일상의 고민과 불안에서 해방되어 스트레스가 해소되고, 면역력도 높일 수 있다.

유산소 운동은
스트레스 해소에도 효과가 있다.

닥터 순지의
당 끊기
일주일 식단

　내 식생활을 궁금해 하며 물어오는 사람들이 많아, 참고로 1주일 간의 식단을 소개한다.

일요일

아침 : 달걀프라이 2개, 돼지등심과 시금치 올리브오일 볶음, 백비탕

점심 : 가리비 돌솥밥, 두부와 맛 버섯, 차조기를 넣은 된장국

저녁 : 닭 꼬치 가게에서

　　　　가슴살, 간, 가슴옆살(한국에서는 구별하지 않지만 가슴살 양 옆에 붙은 두 점만 나오는 부위), 본지리(닭 꼬리뼈 주변 고기), 연골, 고추, 닭수프, 냉두부, 오유와리 소주(따뜻한 물로 희석한 소주)

월요일

아침 : 달걀프라이 2개, 돼지등심과 브로콜리 올리브오일 볶음, 백비탕

점심 : 돼지고기 샤브(돼지고기 250g, 일본 특산 야채인 경수채, 버섯, 두부 1모), 고기 스프(남은 샤브샤브 국물에 암염과 후추를 넣은 것)

저녁 : 모듬전골(대구, 가리비, 새우, 돼지고기, 쑥갓, 팽이버섯, 두부, 간장, 암염), 콩나물무침

화요일

아침 : 두부 스테이크 1모(올리브오일, 암염, 버터), 닭가슴살 샐러드(닭가슴살 캔, 샐러드용 잎채소, 마요네즈, 후추, 미노3년식초*), 백비탕

점심 : 치즈버거(탄수화물 제한 식품연구소** 제조), 홍차, 오렌지젤리(1/2개)

저녁 : 칭기즈 칸 요리(양고기, 콩나물, 브로콜리), 전골 국물(간장, 미노3년식초. 유자즙***, 상차이), 콩나물무침, 백비탕

---

* 미노3년식초(美濃三年酢) : ㈜우치보리[內堀] 양조에서 만드는 식초. 숙성기간이 길고 당질도 적은 편이다.
** 탄수화물 제한 식품연구소 : 생활습관병 환자가 안심하고 먹을 수 있는 제품을 개발. 수코 클리닉의 아라키 원장이 설립한 연구소.
*** 유즈노세이(柚子の精)를 사용 : 효고[兵庫] 서부농업협동조합에서 만드는 유자즙. 탄수화물이 많이 함유된 껍질을 벗겨내고 정성스럽게 만든 저당질 식품
**** 사토노아지(里の味) : 미나미쿠라쇼텐[南蔵商店]에서 만든 콩된장. 3년 숙성시킨 천연양조식품.

수요일

아침 : 돼지등심과 브로콜리 올리브오일 볶음, 포치드 에그(poached egg, 물에 넣어 익힌 계란)

점심 : 모듬전골(샤브샤브용 돼지고기, 연어, 미나리, 두부, 암염, 간장), 백비탕

저녁 : 회식

소금 간을 한 샤모 통구이(투계용 닭), 붕장어 소금구이, 두툼한 표고버섯 1꼬치(소금 간), 레드와인 2잔(2004년, 피노 누아)

목요일

아침 : 연어 버터구이, 브로콜리 곁들이기, 달걀프라이

점심 : 도시락

닭꼬치, 소스(간장, 나한과에서 추출한 천연감미료 라칸토 S, 콩된장 사토노아지***), 산초 양념장구이와 달걀말이, 시금치 버터소테, 아미노 라이스, 백비탕

저녁 : 모듬전골(샤브샤브용 돼지고기, 대구, 경수채, 두부, 암염, 간장), 백비탕

금요일

아침 : 달걀프라이 2개, 돼지등심과 브로콜리 올리브오일 볶음, 백비탕

점심 : 데리야키 치킨버거(탄수화물 제한 식품연구소 제조), 백비탕

저녁 : 회식

아보카도 흑깨무침(아보카도, 올리브오일, 당 끊기식 김 조림), 소금에 절인 연두부, 양고기 허브구이, 마티니, 스카치위스키 소다 2잔

토요일

아침 : 달걀프라이 2개, 돼지등심과 시금치 올리브오일 볶음, 백비탕

점심 : 도시락

고등어 된장조림, 달걀말이, 시금치 버터 소테, 아미노 라이스, 백비탕

저녁 : 새우 파에야(고기, 생선, 해산물, 야채 등을 넣고 샤프란으로 맛을 낸 생선 국물을 넣어 찐 스페인 요리)

〔도표 14〕 먹어도 되는 식품과 피해야 할 식품

먹어도 되는 식품	피해야 할 식품
조미료 류	
소금, 허브소금, 간장, 후추, 카레가루, 고춧가루, 마요네즈(단맛을 가미하지 않은 것), 올리브오일, 들기름, 자소기름, 식초, 가쓰오부시, 다시마, 건표고버섯	양념장, 소스, 케첩, 마요네즈(당류 포함된 것), 폰즈소스, 미림, 맛술, 장국(쯔유), 샐러드유, 밀가루, 녹말, 튀김가루, 갈분(칡가루)
곡물류	
잡곡(밀기울), 밀기울빵, 블랑누들(밀기울 국수)	쌀(백미, 현미), 빵, 우동, 메밀국수, 소면, 라면, 스파게티, 마카로니, 미펀(중국식 쌀국수), 콘스타치(옥수수 녹말)
단백질류	
육류, 어패류, 달걀, 어육가공품(당류 포함 안 된 것), 햄·소시지(당류 포함 안 된 것), 대두 단백, 밀 단백, 두부, 고야두부(설탕 사용하지 않은 것), 젤라틴	살라미(이탈리아식 소시지), 콘드비프(쇠고기를 원료로 한 통조림), 어육가공품(당류 포함된 것), 햄·소시지(당류 포함된 것), 비지, 두유
채소류(소량이라면 괜찮다)	
새싹류(브로콜리, 무순, 겨자) 연한 채소잎(시금치, 쑥갓, 고마쓰나, 청경채) 허브류(바질, 파슬리, 물냉이, 미나리)	뿌리채소류(당근, 우엉, 양파, 감자, 고구마) 과채류(가지, 오이, 토마토, 피망), 엽채류(양배추, 배추)
유제품	
생우유(무지방, 저지방 등으로 조정하지 않은 것), 자연 치즈(원재료가 생우유와 소금으로 된 것), 버터, 플레인 요구르트	가공유, 탈지우유, 코티지치즈(당류 포함), 마가린
음료	
녹차, 홍차, 우롱차, 물	채소 주스, 청량음료수, 탄산음료, 커피, 말차, 밀크코코아
술	
소주, 위스키, 보드카, 진, 맥주(부원료 첨가하지 않은 것), 럼	와인, 청주, 맥주(부원료 첨가한 것), 발포주, 매실주, 사오싱주(중국 술), 리큐어(정제 알코올에 설탕, 향료 등을 섞은 혼성주)

※ 참고 : 웹 페이지 Dr.Araki's LowCARBFOODs

자신에게 의미있는 닉네임 붙이기

당신의 인생은 당신의 행동이 결정한다. 하지만 때에 따라서는 '아무래도 무리야.' '지금까지 실패해 왔으니까 이번에도 안 될 거야.'라는 생각으로 스스로 자기의 행동을 규정하고 있는 것은 아닐까. 돌이켜보니 행동하지 못했던 자신에게 짜증이 나고 후회가 밀려온다. 그런 나약한 모습이 싫지 않은가.

이제 나 자신의 행동 기준을 더 높이기 위한 방법을 정해 보기로 하자. 예를 들면 자신의 수준을 훨씬 뛰어넘는 타이틀을 자신에게 붙여보는 것이다.

내 주변 사람들에게 힘을 주고 싶다고 생각할 경우, '나는 수퍼파워 용기맨이다.'라고 스스로에게 타이틀을 붙인다. 어떤 일로 좌절하거나 고민일 때 '용기맨이라면 이럴 때 어떻게 할까?' 하고 스스로에게 물어봄으로써 용기맨으로서의 해답을 생각해 내고 행동할 수 있다.

사소하고 다소 유치한 것 같지만, 자신의 행동 기준을 바꾸면 인생은 보다 풍요로운 결실을 이룰 것이라고 믿는다.

노후가 되면 필요한 것,
건강한 에너지

이제 나는 53세가 되었습니다.

유텐지祐天寺에 있는 클리닉에서 많은 환자를 치료하면서, 바쁜 와
중에도 주 2회 정도는 지방에 있는 병원으로 진료를 다닙니다. 또 텔
레비전 드라마 감수와 녹음, 강연회, 신문과 잡지 취재 등으로 바쁜
나날을 보내면서도 최근 몇 년 동안 '피곤해서 죽을 지경이야' 라고
느낀 적이 없었습니다.

최근에는 감기에 걸린 적도 거의 없고, 건강 상태가 나빠진 일도
없었습니다. 게다가 대체의학을 비롯한 많은 것들에 대한 흥미가 멈
추지 않고, 탐구 의욕과 집중력도 젊은 시절 그대로입니다.

육체적으로도 정신적으로도 알찬 나날을 보낼 수 있어서 이대로
가면 정말 200세까지 살게 되는 것이 아닐까 하고 생각할 정도입니다.

지금 이런 활기찬 인생을 보낼 수 있게 된 것은 역시 당을 끊는 식
사법을 하고 있기 때문이지요.

병원의 도움을 빌리지 않고, 약 기운에 의지하는 일도 없이 단지 식사법을 바꿨을 뿐인데 이 정도로 건강해진 것입니다. 이처럼 내가 직접 몸과 마음으로 경험해 보고 느꼈기 때문에 당을 끊는 식사법을 독자 여러분에게도 자신 있게 권하게 되었습니다.

마지막으로 다시 한 번 독자 여러분들에게 권해 드립니다.

인간은 자신이 먹는 음식에 따라 만들어집니다. 정말 필요한 음식만 섭취하면 건강하고 활력 있게 생활하면서도 장수할 수 있습니다.

독자 여러분들이 당 끊기를 몸소 실천해 보고 그 효과를 느낄 수 있기를 바랍니다.

마지막으로 이 책의 출판을 위해 많은 수고를 해주신 가쓰라 아카네 씨, 주식회사 마스터마인드의 가네나리 야스히로 씨에게 깊은 감사를 드립니다.

니시와키 슌지

음식으로 못 고치는 병은
약으로도 못 고친다

아이의 얼굴은 조금씩 더 창백해지고 야위어가고 있지만 오늘도 등굣길에 나선다. 집에서 학교까지 20여 분 남짓, 걷기가 조금 힘들기는 해도 친구들을 만날 수 있어 견딜 만하다. 며칠 전에도 교실에서 쓰러져서 119 구급차에 실려가기는 했지만 새삼스레 놀랄 일도 아니다. 왁자지껄 친구들의 떠드는 소리를 듣고 있노라면 아직은 살아 있다는 것을 실감할 수 있다. 또다시 정신을 잃고 쓰러지더라도 친구들을 보는 것만으로도 기분이 조금 즐거워진다. 혹시 또 모를 일이다. 병원에서 내려준 선고와 달리 내년에는 고등학교 교복을 입어볼 수 있지 않을까, 아이는 아주 가끔 그런 생각도 해본다.

시한부 선고를 받은 어떤 중학생의 이야기다.

현대의학은 하루가 다르게 발전하고 있지만 인간은 아직도 수많은 난치병, 불치병으로 고통을 받고 있고, 어느 순간 삶을 마감해야 한다. 우리는 가까운 사람들을 통해 현대의학의 한계를 종종 절감하곤 한다. 의사인 저자도 부모를 모두 암으로 여의면서 서양의학에 어떤 한계를 느꼈다고 솔직한 심정을 밝히고 있다. 의학이 완전하지 못하다면 우리가 의지해야 할 것은 결국 음식이 아닐까.

"음식으로 못 고치는 병은 약으로도 못 고친다."

히포크라테스의 말이 2,500년이 지난 오늘날에도 여전히 유효하다는 사실이 그저 놀라울 뿐이다. 인간의 생명을 음식에 의지해야 하는 현실이건만 우리는 얼마나 건강한 식생활을 하고 있을까?

스포츠 경기를 볼 때는 치맥이 기본이며, 간식으로 피자나 떡볶이를 먹는 게 습관이 되었고, 우울할 땐 '당 떨어진다'며 달콤한 걸 먹는 게 상식처럼 되어 버렸다. 맛있는 음식들은 도처에서 우리를 유혹한다. 방송과 인터넷 블로그에서는 다양한 메뉴와 맛집 소개로 정보가 넘쳐난다. 최근엔 스마트폰 앱까지 가세했다. 넘치는 먹거리 정보에 무엇을 골라야 할지 고민은 깊어간다.

그렇지만 우리의 진짜 모습은 어떨까. 건강식을 찾아 먹기도 하지만 넘치는 정보들에 대해 제대로 된 정보인지 알아본 적은 별로 없다. 많은 사람들이 알고 있는 상식화된 정보라면 의심할 생각조차 못한다. 이렇게 우리의 입맛을 유혹하는 음식과 잘못 받아들인 정보들이 사실은 우리의 몸을 조금씩 망쳐가고 있다는 것을 이 책은 알려주고 있다.

알고 보니 비만의 주범은 콜레스테롤 함유량이 높은 육류가 아니라 밥과 빵, 면류 때문이며, 달콤한 음식들의 유혹을 이겨내지 못하는 이유는 우리의 나약한 의지 때문이 아니라 몰핀과도 같은 탄수화물 '중독' 때문이다.

EBS 다큐프라임 '진화의 비밀'에 의하면 벼농사를 시작하면서 인간은 기아 상태를 대비하도록 진화되었다. 당질을 섭취하면 포도당으로 바뀌었다가 금세 체지방으로 쌓아두는 것이다. 그러나 현대인은 웬만해선 기아 상태를 겪을 일이 없다. 인간이 이토록 풍족하게 맛있는 음식을 먹을 수 있게 된 것은 불과 100년도 되지 않은 일이다. 새로운 진화를 기다리기엔 인간의 수명이 너무 짧고, 인간의 유전자가 풍족한 식생활에 다시 적응하려면 아주 많은 시간이 필요하다.

시대가 진화했으니 우리 식생활에도 혁신이 필요한 때가 온 것이다. 그럼에도 불구하고 무지한 우리는 근본적인 원인을 찾기보다 병원에 더욱 의지하고 있다.

OECD 국가 중 한국인이 가장 병원을 자주 찾고 또 오래 입원하는 것으로 나타났다고 한다. '헬스 데이터 2014'에 따르면 2012년 기준 한국인 1인당 외래진료가 연간 14.3회로 OECD 국가 중 1위이며, 이는 회원국 평균 6.9회를 크게 웃도는 수치라고 한다.(《한국경제신문》 2014년 7월 3일 기사 참조) 우리나라 사람들의 건강염려증을 확인할 수 있는 한 대목인 듯하다. 이제는 병원을 찾기에 앞서 식생활을 개선하는 것이 건강을 지키기 위해 더욱 현명한 방법임을 자각할 때인 것 같다.

이 책이 우리의 변화해야 할 식생활을 혁신적으로 개선시키고 건강에 대한 생각을 재고해 보도록 지침서 역할을 할 것이다. 정신과 의사인 저자가 전문 용어를 배제하고 독자들을 배려해서 가능한 한 쉽게 쓰려고 노력한 흔적이 많이 보인다. 특히 팁으로 소개한 '당 끊기에 성공하는 5가지 비법'을 보면 '누군가를 위해 의미있는 일 해보기' 등 저자의 마음을 살짝 엿볼 수 있는 대목이 있어 마음이 훈훈해진다.

또 일본 음식으로 사례를 소개하고 있지만, 탄수화물을 주식으로 하고 주채, 부채라는 반찬 개념으로 식사를 한다는 점에서 한국인도 쉽게 이해하고 실생활에 적용할 수 있을 것이라 생각한다. 무엇보다 저자가 직접 체험해 본 효과를 바탕으로 글을 썼기 때문에 신뢰감이 간다.

저자가 인용한 말처럼 인생을 변화시킬 수 있는 것은 오직 자신뿐이다. 이 책을 계기로 식생활의 변화와 함께 당신에게도 작은 기적이 일어나기를 진심으로 바란다.

박유미

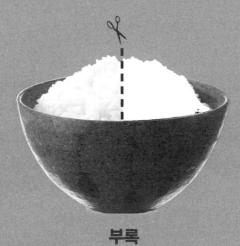

부록

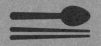

I

용어 정리

1. **당糖** : 화학적으로는 당류 중에서 물에 녹으면 단맛이 나는 것을 통틀어 일컫는 말입니다.

2. **당류糖類** : 화학적으로는 당을 구성하는 분자의 수에 따라 단당류, 이당류, 다당류로 구분되지만, 일반적으로 탄수화물과 거의 같은 뜻으로 쓰입니다.

3. **당질糖質** : 이 책에서 당질은 탄수화물에서 식이섬유를 제외한 성분으로 이해하시면 됩니다. 즉 비섬유성 탄수화물을 말합니다. 식이섬유의 중요성이 점점 커짐에 따라 식품 성분표에서 탄수화물 표기 외에 식이섬유 표기를 별도로 하게 되었습니다.

4. **탄수화물** : 녹말, 셀룰로스, 포도당 등과 같이 일반적으로 탄소, 수소, 산소의 세 원소로 이루어져 있는 화합물을 일컫습니다. 사람들은 보통 '탄수화물'이라고 하면 밥, 국수, 빵, 과자, 감자, 고구마 등을 떠올리게 됩니다. 일반적으로는 당류, 당질이라고 부르기도 합니다.

5. **포도당** : 이 책에서는 탄수화물이 몸속에서 분해된 상태를 일컫는 말로 이해하시면 됩니다. 몸속에서 여분의 포도당은 체지방으로 바뀝니다.

Ⅱ
한국 독자들의 '당을 끊는 식사법'
6일간의 체험담

체험기간 : 2014년 12월 1일~2014년 12월 6일
대상자 선정: 솔트앤씨드 네이버 카페(cafe.naver.com/saltnseed)

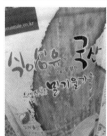 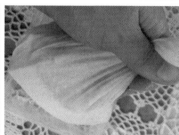 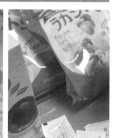

부기가 빠진다! 3명 모두 2kg 감량

사회자　오천명 님, 비니빈이 님, lupi 님, 여러분 모두 6일간 무사히 체험을 마치셨다니 대단하십니다. 작심삼일이란 말도 있는데 중간에 포기하지 않고 계속할 수 있었던 비결은 무엇이었나요?

비니빈이　육류나 해조류를 좋아하는 제게는 탄수화물과 과일을 끊는 게 좀 쉽게 느껴져서 시작했는데, 하는 내내 '오~ 괜찮은데' 하면서 즐겁게 했어요. 특히 배고픔이 전혀 없어서 그게 참 좋았어요.

오천명　저는 위염이 좀 있는데 '당 끊기'를 하려면 소화력이 필요하다고 해서 처음엔 좀 걱정했어요. 그런데 체험하는 6일간 편안해서 별 어려움 없이 했습니다. 오히려 7일째 밥

을 먹었더니 다시 속이 쓰렸어요.

lupi   제가 빵, 과자, 케이크, 커피를 너무 사랑하는데 이틀 정도 지나니까 군것질 생각이 전혀 안 나더라고요. 3일째는 당질 제로 밀기울가루로 빵을 만들어 먹었는데 그게 없어도 할 수 있었을 것 같아요.

사회자   세 분이 모두 2kg씩 살이 빠졌다면서요. 6일 만에도 이게 가능하네요. 살이 빠진 것 외에도 좋았던 점이 있었나요?

lupi   저희 집 가족력에 당뇨병이 있거든요. 아버지도 당뇨로 돌아가셨어요. 탄수화물을 줄이면 이렇게 좋구나, 하는 점이 확실히 몸에 각인됐다고 할까요. 아침에 뭉기적거리지 않고 가볍게 일어날 수 있다는 점도 좋았어요.

비니빈이   하루종일 일하면서 컴퓨터 앞에서 꼼짝도 안 하는 편인데다가 간식도 하루에 2번은 먹어줘야 하는 식습관이었어요. 근데 배가 안 고프니까 간식이 필요없더라고요.

오천명   저는 밖에서 외근하고 들어오는 날이면 4시쯤부터 심한 두통에 시달렸는데 그게 없어졌어요. 그리고 점심 먹고 나서 졸린 것도 없어졌어요.

'간식 배는 따로 있다'의 실체! 탄수화물의 장난

사회자   '당 끊기'를 하면서 주의해야 할 점이 있다면 뭐가 있을까요?

lupi   저희 집에는 빵과 과자가 넘쳐나거든요. 탄수화물이 확실히 먹는 양을 키우는 것 같아요. 배불러도 또 먹게 되죠. 이번 체험에서는 6일간만 참으면 되니까 별로 유혹이 되지 않는데, 앞으로가 문제네요.

오천명   식품 성분표를 확인하면서 먹는 습관이 있으면 좋을 것 같아요. 채소든, 어류든, 과일이든 대부분의 식재료가 말리면 탄수화물 성분이 눈에 띄게 확 올라가더라고요. 다시 불려서 조리하면 괜찮은 것들도 있고요. 나중에 보니 노가리는 먹으면 안 되는데 제가 먹었더라고요.

비니빈이   배고픔이 없으니까 별로 어렵진 않았는데, 양질의 단백질을 잘 챙겨먹는 게 중요할 것 같아요. 운동과 병행했으면 살이 좀 더 많이 빠졌겠다는 생각이 듭니다.

배고프지 않아도, 단식하지 않아도 살은 빠진다!

사회자   앞으로도 '당 끊기'를 계속하실 생각이 있으신가요?

비니빈이   7일째 미역국에 아이들이 남긴 밥까지 말아 먹었는데 위가 찢어지는 것 같은 느낌이 들었어요. 앞으로 과식은 안 하게 될 것 같아요. 살이 좀 불었군, 컨디션이 좀 안 좋다 싶을 때 3일 또는 6일간 '당 끊기', 또 시도해 볼 것 같아요.

lupi   탄수화물을 확실히 덜 먹을 것 같긴 하네요. 지금도 커피는 안 먹고 있어요. 다른 차는 잎을 먹지 않고 우려낸 찻물만 먹으니까 괜찮겠지만, 커피는 열매를 말린 데다가 갈아서 그대로 다 마시는 거라 크림, 설탕을 넣지 않아도 당질이 엄청 들어가 있죠. 6일간 뺀 게 아까워서라도 다시 옛날로 돌아가고 싶진 않아요.

오천명   제가 아이가 셋인데 출산 때마다 3kg씩 쪘거든요. 이참에 더도 말고 둘째 낳기 전 몸으로 돌아가보고 싶습니다. 월요일부터 토요일까지 6일간 '당 끊기'를 하고 일요일은 좀 풀어주고 이런 식으로 계속해 볼까 해요. 먹어도 되는 식재료 기준을 덜 엄격하게 해서 다시 시도해 보는 것도 괜찮을 것 같아요.

사회자   머릿속에만 집어넣고 마는 건강관리 상식 차원이 아니라 몸으로 기억하는 건강관리 체험이 되셨길 바랍니다. 세 분 모두 감사합니다.

6일간의 '당 끊기' 식단 공개

- lupi 님
- 경기도 의정부시(39세)
- 평소에 빵, 과자를 너무 먹고 있고 가족력인 당뇨병이 걱정되어 참가

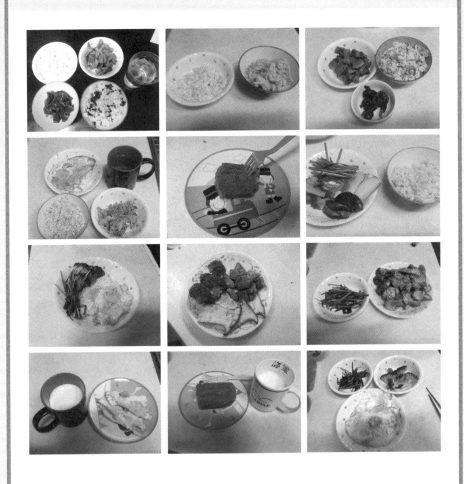

- 첫날 아침　　　아미노라이스, 계란후라이, 백비탕
- 첫날 저녁　　　돼지목살구이, 스크램블드에그, 시금치무침, 아미노라이스
- 둘째날 아침　　스크램블드에그, 닭가슴살, 우유 1/2잔
- 둘째날 저녁　　돼지목삼겹구이, 참치아미노라이스, 시금치무침
- 셋째날 아침　　닭가슴살조림, 아미노라이스, 계란후라이, 백비탕
- 셋째날 점심　　밀기울찐빵
- 셋째날 저녁　　아미노라이스, 새송이버섯구이, 브로콜리, 부추겉절이
- 넷째날 아침　　계란후라이, 브로콜리, 부추겉절이
- 넷째날 점심　　목살직화구이, 새송이구이, 브로콜리
- 넷째날 저녁　　닭구이, 부추겉절이
- 다섯째날 아침　계란후라이, 우유 1/2잔
- 다섯째날 점심　밀기울찐빵, 우유 1/2잔
- 여섯째날 아침　계란후라이, 브로콜리, 부추겉절이, 백비탕
- 여섯째날 저녁　닭가슴살, 두부부침, 브로콜리, 백비탕

6일간의 '당 끊기' 이렇게 달라졌다

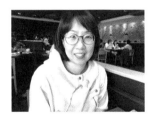

연말이 다가오니까 약속이 계속 잡혔지만 눈앞에 피자의 유혹도, 나의 사랑 빵과 케이크, 커피가 있는 뷔페도 뿌리치고 제가 얻은 것은 2kg 덜어낸 나의 몸. 보통 사람들은 체중이 줄면 얼굴부터 빠진다는데, 전 아무도 모르는 뱃살부터 눈에 띄게 빠져갔습니다. 아미노라이스를 먹으면 배가 안 고파서 군것질 생각이 안 났어요. 2, 3일 정도는 두통도 좀 있었고 아침에 일어날 때는 항상 찌뿌둥한 몸으로 뭉기적거렸는데 확실히 단번에 가볍게 일어날 수 있었어요. 백비탕은 수시로 먹었습니다. 확실히 속이 편안해집니다. 지금까지도 커피는 안 먹고 있습니다.

이제부터는 탄수화물을 좀 줄여야겠어요. 주위에서는 자꾸 식단을 돌리라고 난리입니다. 설마 하니 일주일해서 1kg이나 빠질까? 의심 반 희망 반으로 시작한 당 끊기. 결과는 대만족입니다.

6일간의 '당 끊기' 식단 공개

- ● 비니빈이 님
- ● 서울시 마포구(38세)
- ● 12시간 이상 앉아서 일하는데다가 간식까지 챙겨먹다 보니 출산 후 불어난 체중이 조절이 안 돼 서 참가

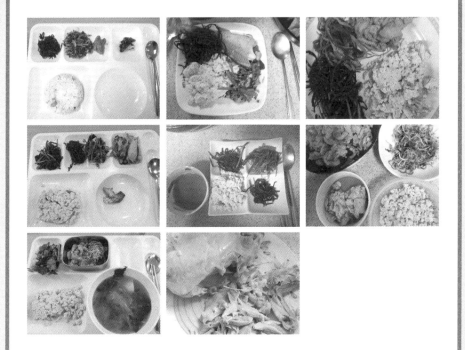

- ● 첫날 아침   아미노라이스, 스크램블드에그, 톳무침
- ● 첫날 점심   달걀아미노라이스, 톳무침, 무청된장무침, 미역오징어초무침, 닭가슴살
- ● 첫날 저녁   달걀아미노라이스, 톳무침, 생선구이, 닭가슴살아욱국, 비타민C
- ● 둘째날 아침   백비탕, 돼지안심구이, 아미노라이스, 미역줄거리볶음
- ● 둘째날 점심   아미노라이스, 톳무침, 부추겉절이, 유채된장무침, 버섯과 브로콜리볶음, 생선조림

- 둘째날 간식　　삶은 번데기
- 셋째날 아침　　아미노라이스, 톳무침, 부추겉절이, 유채된장무침, 청국장
- 셋째날 저녁　　물미역
- 넷째날 아침　　계란후라이, 우유 1/3잔, 백비탕
- 넷째날 점심　　계란아미노라이스, 돼지안심구이, 부추겉절이, 미역줄거리볶음
- 넷째날 간식　　찐계란, 플레인요구르트
- 넷째날 저녁　　아미노라이스, 돼지안심구이, 새싹채소샐러드, 연어통조림 매콤한 맛, 들깨
　　　　　　　　미역국
- 다섯째날 아침　들깨미역국
- 다섯째날 점심　아미노라이스, 뼈다귀감자탕, 돼지안심구이, 미역무침, 새싹채소샐러드
- 다섯째날 저녁　(회식) 소갈비살, 된장찌개, 고추
- 여섯째날 아침　삼계탕
- 여섯째날 저녁　새우구이, 생굴, 맥주 1잔

6일간의 '당 끊기' 이렇게 달라졌다

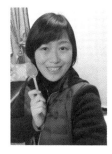

탄수화물과 당분 많은 과일을 안 먹는 '당 끊기'. 육류, 생선, 해조류를 좋아하는 제게는 좀 쉽게 다가와서 도전해 봤습니다. 임신당뇨로 식이요법하던 때도 생각났습니다. 저는 특히 배고픔이 전혀 없어서 그게 참 좋았어요. 같이 일하는 동료들도 처음엔 제가 하는 말을 잘 안 듣더라구요. 30만 원 주고 붓기 빼는 한약 먹는 사람이 있는데 5일째 되니까 어떻게 하는 거냐며 알려 달라고 성화예요. 6일간 2kg 빠졌네요.

6일 체험 끝나고 다음날 미역국에 애들 남긴 밥까지 말아 먹었는데 배가 찢어질 것 같은 느낌이 들었어요. 그리고 쌀이 그렇게 단 건지 첨 알았어요. 무슨 설탕을 씹는 것 같은 단맛이랄까, 원래 밥맛이 그랬었나 싶더라구요. 이젠 좀 움직여서 당을 태우고, 운동도 좀 해볼까 하는 생각이 듭니다. 생각을 뒤집는 신선한 체험이었습니다. 다시 밥을 먹기 시작하니까 졸리네요. 하품하다 깜짝 놀랐습니다.

6일간의 '당 끊기' 식단 공개

● 오천명 님
● 서울시 마포구(42세)
● 2년 전 갑상선암 수술을 한 이후 몸이 점점 굳어가더니 스트레칭을 해도 소용없어서 도움이 될까 싶어 참가

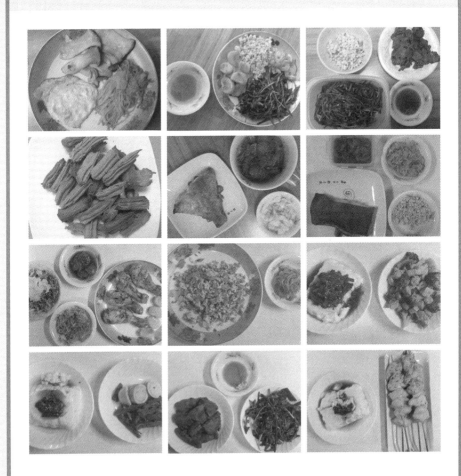

- 첫날 아침   계란후라이, 새송이와 팽이버섯구이, 로즈마리차
- 첫날 점심   아미노라이스, 관자살새우구이, 부추민들레무침, 간장소스, 로즈마리차
- 첫날 저녁   아미노라이스, 소고기갈비살구이, 부추겉절이, 참기름장
- 둘째날 아침   밀기울버터링쿠키, 백비탕
- 둘째날 점심   가자미구이, 스크램블드에그, 오이무침
- 둘째날 간식   오징어채구이
- 둘째날 저녁   아미노라이스, 가자미구이, 숙주오이나물, 오이무침
- 둘째날 야식   노가리구이, 맥주 1잔
- 셋째날 아침   계란후라이
- 셋째날 저녁   닭다리&가리비오븐구이, 숙주나물, 오이무침, 새싹채소 샐러드
- 넷째날 아침   참치아미노라이스볶음밥, 숙주나물, 김
- 넷째날 저녁   돼지안심맥적구이, 브로콜리, 연두부
- 넷째날 야식   오징어채구이, 수제마요네즈
- 다섯째날 아침   연두부, 소고기달걀장조림
- 다섯째날 저녁   소고기치맛살구이, 부추겉절이, 참기름장
- 여섯째날 아침   계란찜, 연두부, 소고기달걀장조림
- 여섯째날 저녁   닭안심구이, 연두부, 물김치

6일간의 '당 끊기' 이렇게 달라졌다

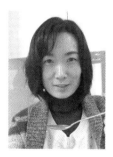

매번 남편과 아이들 식사 메뉴에만 신경 쓰다 보면 시간도 에너지도 부족해서 제 몸을 돌본 적이 없었던 것 같아요. 남아도는 음식을 없애기 위해 아이들이 먹다 남긴 과자, 빵을 식사 대신 때운 적도 많았습니다. 그러다 보니 점점 몸의 컨디션이 나빠졌고 피검사에서 당뇨병 경계 수치까지 올라가기도 했습니다. 그제서야 쓰레기통에 버려야 할 음식들을 내 몸에 버렸구나, 하는 사실을 깨닫게 되었습니다. '당 끊기'를 하면서 이게 될까 싶으면서도 직접 해보니 신통방통한 점들이 있었습니다. 먼저, 6일 만에 살이 빠질 수 있다는 게 신기해요. 다음은, 먹고 싶은데 참아가면서 견디지 않아도 된다는 겁니다. 한끼 배불리 먹고 나면 음식 생각이 나지 않아서 의도치 않게 1일2식도 많이 했습니다. 셋째는 백비탕의 효능이랄까요. 뱃속이 깨끗하게 씻겨 내려가는 느낌이 들어서 자꾸 마시게 되더군요. 앞으로 건강관리에 좋은 힌트가 된 것 같습니다.

211

주요 식재료의 탄수화물 함유량

출처: 농촌진흥청 국립농업과학원, 『국가 표준 식품 성분표』(제8개정판)

각종 식재료들은 데치면 탄수화물 성분이 약간 내려가거나 올라가기도 하고, 말리면 대폭 올라가는 등 조리방법에 따라 변화가 생기기도 합니다. 일본의 식품 성분표와 다를 수 있어, 한국인이 즐겨먹는 주요 식재료와 요리의 100g당 탄수화물 함유량을 표시하였습니다. 좀 더 자세한 내용은 '농식품 종합정보 시스템'에서 검색해 보시기 바랍니다.

식품명	탄수화물 함유량
곡류	
멥쌀, 백미, 통일벼, 생것	80.3
멥쌀, 현미, 통일벼, 생것	77.2
멥쌀 가공(떡류), 가래떡	47.5
밀 가공(가루), 중력밀가루	74.1
밀 가공(과자류), 스넥, 새우	59.5
밀 가공(면류), 소면, 건면, 삶은것	29.0
밀 가공(빵류), 식빵	51.1
보리, 쌀보리, 생것	77.7
시리얼, 꿀	91.6
옥수수, 찰옥수수, 찐것	25.4
감자 전분류	
감자, 찐것	15.3
고구마, 찐것	31.3
곤약(구약나물) 가공(기타), 곤약, 국수형	3.0
당류Sugars and Sweeteners	
꿀, 아카시아꿀	79.8
설탕, 백설탕	99.9

식품명	탄수화물 함유량
두류	
대두, 노랑콩, 삶은것	11.2
대두 가공(두부류), 두부	0.8
대두 가공(두부류), 순두부	0.7
대두 가공(두부류), 연두부	4.7
대두 가공(두뷰류), 비지	11.7
대두 가공(음료류), 두유	4.7
견과류, 종실류Nuts and Seeds	
도토리 가공(면류), 도토리묵	10.2
참깨, 흰깨, 볶은것	20.6
땅콩, 볶은것	21.6
채소류	
가지, 데친것	3.6
고려엉겅퀴(곤드레), 마른것, 재배	76.4
고사리, 데친것	4.4
고추, 청양고추, 생것	5.9
고추, 풋고추, 생것	6.0
깻잎(들깻잎), 생것	7.9
당근, 뿌리, 생것	8.6
마늘, 풋마늘, 생것	7.6
배추, 생것	2.7
부추, 재래종, 생것	4.1
부추, 호부추, 생것	3.1
브로콜리, 삶은것	4.3
상추, 결구상추, 아담, 생것, 청상추	1.3
생강, 뿌리줄기, 생것, 국내산	13.9
숙주나물, 데친것	1.4
시금치, 데친것	3.8
아욱, 데친것	3.3
양배추, 데친것	6.9

식품명	탄수화물 함유량
양파, 데친것	8.7
오이, 재래종, 생것	2.3
오이 가공(기타), 오이피클	25.3
콩나물, 데친것	3.2
토마토, 생것	4.5
토마토 가공(기타), 토마토페이스트	22.0
파, 생것	6.7
피망, 녹색과, 생것	4.7
파프리카(착색단고추), 황색과, 생것	4.7
호박, 애호박, 데친것	5.7
버섯류	
느타리버섯, 데친것	5.8
송이버섯, 생것	7.3
양송이버섯, 생것	4.8
팽이버섯, 데친것, 재배	5.8
표고버섯, 데친 것, 참나무재배	6.3
과일류	
귤, 조생, 생것	9.9
대추, 마른것	73.7
딸기, 개량종, 생것	8.9
매실 가공(기타), 농축액	65.5
멜론, 머스크, 생것	8.9
바나나, 생것	21.2
수박, 적육질, 생것	8.1
육류	
닭고기, 살코기, 삶은것	0.1
돼지고기, 등심, 구운것	0
돼지 가공(소시지), 위너(비엔나)소시지	5.7
소고기, 한우, 3등급, 등심, 생것	0
오리고기, 집오리, 살코기, 생것	0

식품명	탄수화물 함유량
난류	
달걀, 삶은것	0.9
달걀 가공(기타), 달걀부침(후라이)	1.4
달걀 가공(기타), 수란Poached egg	0.2
달걀 가공(기타), 스크램블드에그	1.6
어류	
가다랑어 가공(통조림), 통조림	0.3
가자미, 구운것	0.2
고등어, 구운것	0.4
날치, 알, 생것	8.3
멸치, 잔멸치, 자건	0.9
멸치 가공(기타), 액젓	0.3
연어 가공(통조림), 통조림	0.3
쥐치 가공(기타), 포	34.3
패류	
가리비, 관자, 냉동	2.4
꼬막, 생것	1.6
홍합(참담치), 생것	3.1
어류 기타	
꽃게, 찐것	0
꽃새우, 냉동	0.6
대게, 삶은것, 영덕	0.1
문어, 마른것	3.6
문어, 삶은것	0.1
새우 가공(기타), 토굴동백하젓	1.6
오징어, 삶은것	0.3
오징어, 마른것	0.2
오징어 가공(기타), 조미포	0.4
해조류	
김, 조선김, 마른것	36.4

식품명	탄수화물 함유량
김, 참김, 생것	2.0
다시마, 생것	4.2
다시마, 마른것	45.2
미역, 생것, 양식	5.0
미역, 마른것	36.3
우유 · 유제품류	
아이스크림, 바닐라맛	24.4
요구르트, 액상	14.9
요구르트, 호상, 우유, 무가당	6.9
우유	5.0
치즈, 자연치즈	1.7
치즈, 모짜렐라	12.4
치즈, 카테지Cottage	1.9
치즈, 체다	19.8
치즈, 크림	4.1
커피크리머, 가루	90.1
유지류	
들기름	0
땅콩버터	31.8
마가린	0.1
버터	0.5
올리브유	0
참기름	0.4
차류	
커피, 원두	63.7
커피, 캔	4.9
커피, 커피믹스가루	90.4
코코아가루	84.1

식품명	탄수화물 함유량
음료류	
레몬에이드	3.6
식혜, 캔	11.1
이온음료	6.3
탄산음료, 사이다	10.1
탄산음료, 저칼로리콜라	0.3
탄산음료, 콜라	11.8
토닉워터	8.8
주류	
럼(알코올 40%)	0.1
막걸리(알코올 6%)	1.8
매실주(알코올 13%)	20.7
맥주(알코올 4.5%)	2.8
소주(알코올 25%)	0
위스키(알코올 40%)	0
청주(알코올 16%)	4.2
포도주, 백포도주(알코올 12%)	2.4
포도주, 적포도주(알코올 12%)	4.8
조미료류	
간장, 양조간장	9.3
간장, 재래간장	4.9
겨자, 머스타드소스	40.1
고추장, 재래고추장	43.8
고춧가루	57.2
굴소스	18.3
깨소금 가루, 볶은것	13.7
나토(일본식청국장)	12.1
된장, 재래된장	11.7

식품명	탄수화물 함유량
된장, 일본식	14.5
마요네즈, 난황	4.2
맛술(미림)(알코올 14%)	35.5
소금, 식용	0
소금, 천일염	5.1
식초, 양조	2.8
식초, 현미(아세트산 5.0%)	4.7
카레가루	58.3
토마토케첩	32.5
후추, 검은후추	66.3
파슬리, 마른것	50.6
조리가공식품류	
게맛살, 생것	18.6
김치, 깍두기	7.4
김치, 동치미	3.0
김치, 배추김치	4.4
김치, 오이소박이	4.9
김치, 총각김치	5.6
김치, 파김치	9.1
김치찌개, 조리	3.0
된장찌개, 조리	3.4
어묵국, 조리	5.7
유부초밥, 조리	32.9
인스턴트국, 미역국, 마른것	63.2
인스턴트국, 북어국, 마른것	32.2
청국장찌개, 조리	2.6

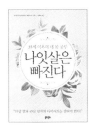

"19살 딸과 49살 엄마의 다이어트는 달라야 한다!"

에이징 스페셜리스트가 말하는
여성 호르몬과 다이어트에 관한 거의 모든 것

아사쿠라 쇼코 지음 I 이예숙 옮김 I 206쪽

"체온관리, 영양관리, 체간운동, 3가지 원칙 덕분에 40대에 복근이 생겼어요."
_ 옮긴이 이예숙(일본어 강사)

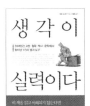

"빈부 격차보다 무서운 건 생각의 격차!"

30여년간 고전·철학·문학·역사에서 찾아낸 7가지 생각 도구

야베 마사아키 지음 I 이예숙 옮김 I 264쪽

"친절한 말투인데 가슴을 콕콕 찌릅니다."
_ 독자 고옥선(회계사)

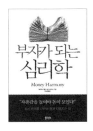

"돈을 쓴다는 것은
내 인생을 어디론가 끌고 가겠다는 뜻이다!"

우리의 일상을 온통 쥐고 흔드는 돈에 관한 심리학

올리비아 멜란·셰리 크리스티 지음 I 박수철 옮김 I 332쪽

"감탄이 절로 나온다. 모든 커플들이 여기서 소개하는 기법을 배워야 한다."
_ 존 그레이(『화성에서 온 남자 금성에서 온 여자』 저자)

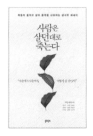

"마흔에서 아흔까지 어떻게 살 것인가!"

죽음을 바라보며 삶을 회복하는 웰다잉 에세이

마음애터 지음

"죽음과 상실에 대한 다양한 통찰을 담백하게 담아낸 따뜻한 글이다!"

_ 노유자 수녀(전 가톨릭대 교수, 한국호스피스완화간호사회 자문위원)

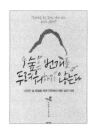

"존재하는 모든 것에는 이유가 있다! 당신도 그렇다!"

15년간 숲 해설을 하며 자연에서 배운 삶의 지혜

추순희 지음 | 332쪽

"사진과 함께 보니 그곳에 있는 것 같기도 하고, 녹차 같은 책이네요."

_ 알라딘 독자 maru×××

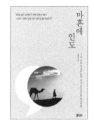

"도대체 나는 어떤 삶을 살고 싶은 것인가!"

7살 아들, 아내와 함께 떠난 90일간의 배낭여행

추성엽 지음 | 252쪽

"엊그제 같던 청춘을 아쉬워하며 내려갈 길을 찾아야 하나 싶어 답답함 때문에 읽은 책."

_ 예스24 독자 just××××××